Paixão emagrece, amor engorda

Sonia Hirsch

Paixão emagrece, amor engorda

SEXTANTE

preparo de originais
Virginie Leite

revisão
Sérgio Bellinello Soares e Tereza da Rocha

projeto gráfico, diagramação e capa
Miriam Lerner

ilustração da capa
Celina Gusmão

pré-impressão
ô de casa

impressão e acabamento
Imprensa da Fé

CIP-BRASIL. CATALOGAÇÃO-NA-FONTE
SINDICATO NACIONAL DOS EDITORES DE LIVROS, RJ

H563p

Hirsch, Sonia, 1947-
Paixão emagrece, amor engorda / Sonia Hirsch. – Rio de Janeiro: Sextante, 2007.
ISBN 978-85-7542-295-3

1. Culinária. 2. Amor – Crônica. I. Título.

07-1192 CDD: 641.5
CDU: 641.5

GMT Editores Ltda.
Rua Voluntários da Pátria, 45 – Gr. 1.404 – Botafogo
22270-000 – Rio de Janeiro – RJ
Tel.: (21) 2286-9944 – Fax: (21) 2286-9244
E-mail: atendimento@esextante.com.br
www.sextante.com.br

SUMÁRIO

CRÔNICAS

RECEITAS

Crônicas

Emagrece, engorda

No início, a paixão emagrece. Ainda que o exercício seja só desfolhar o malmequer, ou apertar o celular com força, o coração dispara tanto que qualquer coisinha vale por 10 aeróbicas. E a verdade é que paixão recém-nascida é melhor que qualquer comida. Seu apetite só pode ser saciado por coisas que não engordam: pele roçando na pele, mão esbarrando na mão, olhares que dizem tudo, beijos suspensos nos lábios. Muitas dúvidas – será que é paixão correspondida? Estará mesmo livre aquele coração?

O sono diminui, a adrenalina corre proporcionando reflexos rápidos, os olhos brilham. Dançar, cantar, dar risada, tudo o que é bom fica fácil. E o corpinho? Afina. Cada suspiro consome 100 calorias.

Até que, de repente, o desejo se realiza. Bem-me-quer, bem-me-quer! As bocas recheadas de beijos, a vida uma roda-gigante, comer para quê se o bom é amar, amar, amar? Noites movimentadas e dias à espera das noites: desnecessário também dormir. O sonho já virou vida e a vida virou estar junto. O resto se ajeita entre um encontro e outro, um telefonema e outro. Se não me engano foi Freud quem disse: paixão são dois náufragos agarrados na mesma tábua. Magros.

Aí, passado algum tempo, a paixão começa a se transformar em amor. Nossos náufragos chegam à segurança da ilha e resolvem cuidar juntos da vida, construir uma cabana e arranjar coisas para... comer. Afinal, eles merecem! Conquistaram o coração um do outro, isso não acontece todo dia, e tome celebração. É café na cama aqui, almoço ali, ceia acolá, uma viagem de férias cheia de comidas típicas, bebidas deliciosas, sobremesas fartas, e o prazer da intimidade matinal se prolonga até mais tarde, abrindo o apetite para novidades. Que a novidade já não é o outro, mas tudo o que se faz junto, tudo o que se gosta, tudo o que se adora. E pode haver algo mais adorável, excitante e gratificante do que descobrir que se gosta da mesma comida?

O amor come, o amor cozinha. O amor chama o amor de minha doçura e dá chocolates caros de presente. Compra vinhos, queijos e outras delícias. Comemora na mesa os sucessos da cama e o passar dos dias, dos meses, do ano – já um ano? Então, festa! Alegria, alegria! E assim o amor engorda.

O amor que engorda põe um olho no espelho e outro no outro, pra ver se engordaram os dois. Bingo. Bochechinhas, pneuzinhos, a cintura apertada pedindo discretamente para desabotoar o jeans... E aí, de duas, uma: ou vão ambos malhar na academia ou começam a chegar com umas roupinhas novas, larguinhas, mais confortáveis para ficar em casa, grudadinhos, vendo filmes e comendo pipoca.

Os da academia renovam a vida, se animam para um spa, resolvem caminhar de manhã e pedalar aos domingos; conhecem pessoas novas e de repente até se apaixonam de novo um pelo outro. Ou por outros.

Os das roupinhas largas, cada vez mais largas, em breve vão precisar de afrodisíacos. Ostras, lagostas, caviar, fígado, rins, testículos e miolos têm reputação de dar muita energia sexual. Temperos como pimenta, canela, noz-moscada, cravo, açafrão, baunilha e gengibre estimulam a circulação, portanto podem auxiliar o sangue a chegar mais abundantemente às zonas prazerosas. Champanhe tem fama de liberar a libido mais do que qualquer outro vinho, e alguns alimentos são tidos como realmente excitantes: aspargo, aipo e alho-poró por causa da forma, faisão e pombo pelo arroubo amoroso.

Um menu afrodisíaco citado pelo *Larousse Gastronomique*, a quem interessar possa: sopa de tartaruga com âmbar gris, linguado à moda normanda, filé de rena com creme de leite, pombo jovem assado, aspargos ao molho holandês, salada de agrião, pudim de tutano, vinhos do Porto e bordeaux, e finalmente café.

Se funciona, não se sabe; mas que engorda, engorda.

Cozinhar

Nos idos de 1983, meu amigo Perfeito Fortuna, líder do Circo Voador e primeiro animador cultural do Brasil, me pegou pelo braço e disse: "Vem cá, tô muito a fim de comer legal e não sei como fazer. Vou à feira e não sei o que comprar, como combinar, e nem sei se eu sei cozinhar. Como é que eu faço?"

Abri a boca pra começar a explicar ali mesmo, no meio da festa, e vi que não ia dar certo. "Vou te responder por escrito", falei. Uns 15 dias depois sobrou um tempo e sentei para escrever a carta, na minha amada Olympia portátil.

Quando dei por mim estava na sétima lauda. Senti um friozinho na barriga e pensei: "Isto dá um livro." Pé ante pé, para não espantar nada, fui avançando, organizando as idéias, coletando as receitas – e acabei escrevendo *Prato feito*, meu primeiro livro. O subtítulo era *Idéias & receitas para comer melhor*. Foi publicado pelo selo Ibase/Codecri no final daquele mesmo ano.

Desde então não parei de fazer livros e dar receitas. Todas de cozinheira preguiçosa, que não fica na cozinha 50 minutos se pode ficar 45. Meu prazer em lidar com vegetais, água, faca e fogo é imenso, mas e os livros? E as outras coisas boas da vida?

Além do mais, pratos simples qualquer um é capaz de cozinhar, mesmo quem nunca cozinhou. Por exemplo, fondue de inhame. Conhece? É assim: você lava e cozinha os inhames, calculando dois a quatro por pessoa. Quando estiverem macios (espete com um garfo para sentir) leve à mesa, onde já estarão à espera vários potinhos de molho: azeite com shoyu e orégano, cebola no molho de shoyu, pasta de alho com manteiga, mango chutney, rabanetes com azeitonas temperadas, manjericão socado com azeite e alho, iogurte com hortelã e páprica picante e outros que você inventar. Para acompanhar isso tudo, uma bela salada crua: alface, rúcula, tomatinho, rabanete, cenoura ralada, brotos. As pessoas vão tirando os inhames das cascas (é só partir no meio que elas soltam com a maior facilidade) e comendo com um pouquinho de cada molho. E molho, vamos e venhamos, todo mundo sabe fazer. Ou não?

Outra receita muito preguiçosa, também com tubérculos: embrulhe algumas batatas-doces em papel laminado e asse no forno médio por uns 40 minutos. Abra, descasque, corte em pedaços e ponha por cima um molho generoso de iogurte com cúrcuma, curry, azeite e shoyu. Não só é delicioso como rende assunto, porque fica difícil adivinhar o principal ingrediente.

Macarrão, então, é facílimo. Só tem dois jeitos de errar: cozinhando de menos e cozinhando demais. Demais, é ruim para a barriga, porque fermenta. De menos fica com aquele gosto de farinha. Para não errar, siga direitinho as instruções do fabricante e reze. Molhos? Bem... Experimente um de melancia: primeiro refogue em azeite uma cebola picadinha até ela ficar transparente, mexendo a panela com colher de pau; depois bata uma gorda fatia de melancia no liquidificador, sem caroços nem casca; junte ao refogado, ponha um pouquinho de sal, pimenta-do-reino e cheiro-verde picadinho; deixe cozinhar em fogo baixo até engrossar um pouco. A vantagem do macarrão é que, se o molho não ficar bom, uma colher de manteiga e um queijo ralado por cima resolvem a questão – e a consciência alimentar se segura na salada, garantida.

O estilo simples de cozinhar pode ter muitas variáveis. Minha sobrinha Sílvia morou em Israel, num estúdio onde só podia usar uma panela elétrica. Saía de manhã e a panela ficava lá, cozinhando devagarinho um prato de arroz integral, lentilha, cenoura, repolho e pimentão, digamos. Quando ela voltava, à tarde, a comida estava pronta, quentinha, era só picar um cheiro-verde e colocar por cima. As misturas procuravam harmonizar as cores e obter variedade: um cereal, um tipo de feijão, uma raiz, um fruto, um tipo de folha. Nas outras refeições ela comia frutas frescas e secas, saladas cruas, castanhas, pão, queijo (e chocolate, que ninguém é de ferro).

Mas o máximo da simplificação são os alimentos vivos, que nem precisa cozinhar. Tudo acontece a partir de um punhadinho de grãos e sementes (de alfafa, trevo, lentilha, feijão, trigo, girassol, nirá e muitas outras) que você põe num vidro, deixa de molho uma noite, de manhã escorre; tampa a boca do vidro com um pedaço de filó ou gaze e prende com um elástico; e deixa de boca para baixo num canto do escorredor de pratos, que as sementes vão germinar. Molha e escorre uma vez de manhã, uma vez à noite. Quando começarem a sair os brotinhos é só misturar na salada, na fruta ou no suco e mandar pra dentro: consta que são os alimentos mais energizantes que há. Comida do futuro. Os preguiçosos dizem amém.

Temperando

Sem tempero, não dá. Não dá e já não deu há muito tempo, tanto que quase todo mundo põe alho e louro no feijão, quiçá pimenta; alho e cebola no arroz, talvez tomate; e assim por diante com orégano na pizza, pimenta no acarajé, coentro no peixe, cravo no doce, canela na banana, limão na salada. Por quê? Porque é bom.

Bom na hora em que cheira, já fazendo salivar de gosto e abrindo perspectivas deliciosas para dali a pouco.

Bom dentro da boca, estimulando o apetite com mais suco gástrico. Bom depois de comer, o corpo leve e a alma tranqüila: pode-se repetir aquele prazer sem dor nem culpa.

Os temperos, ou condimentos, ou especiarias, caracterizam-se por algum sabor ou aroma especial da planta que é atraente para nós e repelente para outros animais e insetos. Podem ser sementes, como erva-doce, cominho, mostarda, cardamomo; folhas frescas ou secas, como manjericão, alecrim, tomilho, salsa; bulbos, como alho e cebola; frutas, como limão, manga, laranja, romã; cascas, como canela; rizomas, como gengibre; partes da flor, como cravo e açafrão. O segredo é não usar em excesso. E não usar mal: o alho, por exemplo, nunca deveria ser dourado – perde o efeito benéfico e dá bafo.

Pelo menos 40 temperos têm grande presença no mercado internacional. Outros 100 têm uso mais regional, sozinhos ou em misturas que dão sabor característico àquela culinária.

Sentir o verdadeiro sabor do curry, por exemplo, é privilégio dos que vão ao sul da Índia, ao sul da África, à Malásia ou ao Sri Lanka. Ele vem das folhas frescas de uma árvore nativa, é leve e agradável e lembra um pouco a tangerina. Já o curry que conhecemos por aqui é uma variação das misturas indianas tradicionais, *garam masala* no norte e *sambaar podi* no sul. Lembra só de longe o curry original, mas também tem seus méritos.

Receita de curry em pó: 2 colheres (sopa) de sementes de coentro, 1 de cominho, 1 de cardamomo, 1 de cúrcuma (açafrão-da-terra); 2 colheres (chá) de páprica doce ou picante, 1 de canela, 1 de cravo. Moer bem fino, misturar e guardar na geladeira em vidro tampado.

Ah, você tem uma receita de curry diferente? Tudo bem, não há regra: na Índia, cada família faz a mistura de um jeito, que também varia conforme o prato a ser preparado. O cominho e as sementes de coentro geralmente estão presentes. E não deve faltar cúrcuma, aquele pó amarelo-alaranjado que dá cor a qualquer coisa, do queijo cheddar à roupa dos monges, e é bom para a pele, protege o fígado, atua contra o câncer, realça o sabor da comida, ajuda a digestão das proteínas, promove a absorção e regula o metabolismo, além de ser antiinflamatório, antioxidante, calmante e protetor do sistema cardiovascular. Chega? Não: faltou dizer que é saboroso e perfumado.

Seu apelido, "açafrão-da-terra", se deve à semelhança da cúrcuma com os caríssimos estigmas da flor de açafrão, *Crocus sativus*, que dão um inigualável aroma e a mesma cor amarela aos pratos com eles preparados na Espanha, na Índia, no Irã. Cento e cinqüenta mil flores são necessárias para produzir um quilo de estigmas de açafrão – minúsculos filamentos que, dentro da flor, recolhem o pólen. Já a cúrcuma, *Curcuma longa*, é irmã do gengibre: fora da terra dá folha e flor, dentro guarda em segredo uns dedinhos tortos, meio marrons por fora e amarelíssimos por dentro, que se pode usar frescos no inverno, secos o ano inteiro. Frescos: ralar, espremer, juntar o caldo no tempero do camarão, do peixe, do frango, do arroz ou dos legumes na hora de refogar. Secos, tem que moer. O aroma do pó é menos intenso, mas ele cumpre bem a função.

E nessa função há um subentendido. Aqui entre nós: todos esses temperos evitam gases, que se formam quando a digestão da comida não consegue dar conta de uma refeição inteira. O que sobra vira muco, fermenta e circula como gás por todo o sistema digestivo, provocando ansiedade, falta de concentração, nervosismo, mal-estar, dores e até soluços, entre outras coisas. Caiu a ficha? Temperar é preciso. Comer, nem sempre.

Cores

Bendita a beterraba, que é vermelha e empresta sua cor às melhores saladas. Bendita a cenoura, cuja cor não tem nome, como a cor de laranja ou a cor de abóbora, e é dita amarela como se o fosse. Bendita a mandioquinha, ou batata-baroa, esta sim amarela como sol em desenho de criança. Bendito o nabo, que é branco e lilás, bendito o inhame, que é branco por dentro ou meio cinza, bendito o pepino, verde-claro, e a abobrinha que tem a casca pintada.

Bendita a batata-doce roxa. Bendito o brócolis, quase azul, e bendita a couve tão verde. E o feijão-preto, que é preto, e o mulatinho, marrom, e o grão-de-bico que é bege. Benditas as frutas, fazendo arco-íris na fruteira e perfumando o ambiente. Benditas todas as cores que podemos ver e comer.

Há muitas maneiras de arrumar um prato para que fique nutritivo, mas nenhuma supera aquela que já dá prazer só de olhar. Se as cores combinam, os alimentos combinam. E quanto mais colorida for a mistura, mais rica será a comida.

Para começar, pelo fato de que todas as cores vivas – amarelos, alaranjados, vermelhos e verdes-escuros – têm betacaroteno e outros carotenóides, que dentro do corpo se transformam em vitamina A. E falar dela é falar de pele, olhos, ossos, dentes, membranas mucosas, células nervosas e sanguíneas, sistema imunológico, potência sexual, tireóide, glândulas adrenais (que são as antigas supra-renais, importantíssimas, que ainda não entraram na moda aqui mas causam a maioria das deficiências que sabotam a tireóide *y otras cositas mas*). Basta uma cenoura crua de mais ou menos 70g para fornecer o dobro do betacaroteno de que precisamos diariamente, que tal? E o que sobrar não se perde, porque carotenóides são poderosos antioxidantes: protegem as células, neutralizam a ação de radicais livres e retardam o envelhecimento.

Outra vantagem da comida colorida é que, como diz a médica nutróloga Clara Brandão, "da variedade nasce a qualidade". Isto porque muitos dos nutrientes importantes trabalham em conjunto, mas nem sempre estão disponíveis no mesmo alimento. Por exemplo, feijão e arroz: ambos têm aminoácidos complementares, o que aumenta em 25% seu conteúdo de proteínas se estiverem juntos. Minerais como cálcio, magnésio, fósforo, manganês, zinco, vitaminas do complexo B e vários outros micronutrientes se beneficiam das associações.

A medicina tradicional chinesa é mais específica ainda: as cores dos alimentos têm destino e função.

Amarelos vão fazer bem ao estômago, ao baço e ao pâncreas, reforçando o nosso centro, a capacidade de reflexão e de compaixão. Regularizam os ciclos – de dormir, de comer, de menstruar.

Verdes estimulam o fígado e a vesícula, a habilidade de planejar, a visão, a criatividade e a paciência. Desintoxicam e ajudam a eliminar resíduos. São bons para músculos e articulações.

Vermelhos favorecem o coração e o intestino delgado, levando a uma melhor discriminação de valores e sentimentos, aumentando o calor humano, a capacidade de comunicação, a facilidade de rir.

Brancos, cinzas-claros e beges fazem bem aos pulmões e ao intestino grosso, reforçando a vitalidade através de dois processos essenciais à vida: o de respirar, no nível mais sutil, e o de eliminar sobras, no nível mais denso. Asseguram a ordenação e o ritmo.

Marrons, pretos e outros tons escuros ativam os rins e a bexiga, que cuidam do equilíbrio de água no organismo e da própria energia que nos leva adiante. Sustentam em nós os ossos, a medula, o cérebro, a coragem, a ambição, a capacidade reprodutiva e também a desintoxicação.

Dica de primavera para quem quer colocar tudo isto em prática: escove bem (sem descascar) um pouco de beterraba, cenoura, abóbora japonesa, abobrinha, aipo (salsão), nabo, rabanete e funcho, depois descasque uma cebola, um dente de alho e um inhame. Rale tudo na parte do ralador que forma fios, misture e tempere com azeite, limão, sal e erva-doce. Junte umas folhas verdes. Aqui em casa se chama "salada de tudo", e faz o maior sucesso.

Doces

Acordo com vontade do simples e do fácil, e consulto o I Ching: "Os fenômenos são incontáveis e diferentes uns dos outros, mas os princípios que os regem são os mesmos. Conhecendo-os, descobrimos o simples por trás do complexo, o que nos leva também ao fácil. O caminho do fácil é duradouro e espontâneo, pois não exige esforço. Fluindo de acordo com as circunstâncias evitamos o atrito, escapamos do stress. Assim é a água descendo a montanha: não recua nem insiste – mergulha, desvia, contorna, adapta-se sem resistência e chega, sempre, aonde tem que chegar."

Na cozinha bebo dois copos de água fresca e vejo a penca de bananas do sítio, pra lá de maduras, a casca ficando preta. Simples e fácil: descascar, cortar as pontas e colocar sem mais cuidados na panela de pedra com uma pitada de sal. Tampar e acender um fogo bem baixo, para que o calor aos poucos vá fazendo as bananas suarem. Suarem tanto que o suor vira calda, o esqueleto da banana aparece, a calda concentrada se reincorpora em forma de banana; e quando o cheiro estiver escandalosamente doce, o doce está pronto.

A vizinha não acredita que não coloquei açúcar. Questão cultural: o Brasil colônia cresceu em cima dos engenhos de cana, e a gulodice criou uma receita padrão onde se põe sempre metade açúcar, metade fruta. Para quê? Para enjoar, decerto. Porque precisar, não precisa. Uns cravinhos, talvez um pau de canela, tudo bem. Mas para puxar o sabor, a pitada de sal já resolve. Sutil assim, realçando o gosto. Feito um vaso de flores no canto certo para atrair e irradiar bons fluidos. Feito a felicidade, que independe dos milhões que você tem no banco, ou não tem.

Com maçãs fica um doce fino, delicado, em pedaços ou purê. O trabalho é só descascar e tirar o miolo, depois colocar na panela de pressão com um dedo de água no fundo, mais a famosa pitadinha de sal. E cravo e canela, se quiser. Assim que a panela chiar o fogo deve ser reduzido ao mínimo, quase apagando, e o fenômeno se repete: a maçã vai suar, virar calda, reinventar-se maçã, ficar muito doce. Outro jeito bom é assar maçãs inteiras no forno, dentro de um pirex tampado, para servir quentes numa noite de frio. Com uma caldinha de chocolate meio amargo, talvez, e umas amêndoas...

Qualquer fruta obedece à ordem e dá essa boa compota: basta estar bem madura, o que significa que a frutose está no seu ponto máximo. Frutose é o açúcar da fruta. Dentro dela, faz bem; mas na forma sintética e concentrada do adoçante artificial, aumenta a produção de gordura pelo fígado e o médico vai dizer: "Triglicerídeos altos! Dieta já!"

Dieta já? Então, nada melhor que a fruta cozida para quem quiser comer doce sem engordar. Abacaxi, caqui, mamão, outro dia experimentei um doce assim de figo. De comer de joelhos, gemendo. Minha prima Marita explicou a receita: primeiro lavar bem os figos maduros, escovar bastante para tirar todo aquele veneninho que gruda na casca – o que praticamente tira a casca. Depois colocar todos bem apertadinhos numa panela grossa, de cabinho para cima, no fogo mais baixo possível. E deixar. Só pingar água se sentir que estão pegando no fundo. Mas como podem ficar tão deliciosos?

Volto ao I Ching: "Aquilo que é fácil, é fácil de conhecer. Aquilo que é simples, é simples de seguir. Através do fácil e do simples pode-se apreender as leis do mundo inteiro. Na compreensão das leis do mundo inteiro está a perfeição."

Agora são várias compotas na geladeira. Não levando açúcar, conservam-se bem por uma semana ou pouco mais. Melhor fazer logo um bolo molhado.

Assim: tostar levemente um copo de arroz integral na frigideira, bater no liquidificador aos poucos, peneirar para obter uma farinha fina, bater de novo o que sobrou até acabar. Colocar uma ou mais compotas de frutas numa vasilha média de louça refratária ou pirex, com bastante calda. Temperar a gosto com especiarias como gengibre, canela, cravo, cardamomo, noz-moscada, raspa de limão, pedacinhos de ameixa seca, tâmaras ou passas. Misturar a farinha. Deixar descansando uma hora ou mais, até a farinha inchar. Se a mistura ainda estiver aguada, colocar mais farinha. Depois é só cobrir com folha de alumínio e levar ao forno médio durante uma hora, para secar.

Natureba também

– Mas afinal – perguntou a leitora olhando para o meu prato –, você ainda é natureba?

A cena: churrascaria fina, clima de feriado, nós duas em pé junto ao bufê. Meu prato: no meio de um monte de folhas de alface, chicória, rúcula, agrião e radicchio, mais cenoura e beterraba raladas e pedacinhos de manga, um evidente pedaço de carne.

A carne: tabu para todo mundo que quer comer bem, em ambos os sentidos.

Quem gosta de carne não quer nem pensar em viver sem ela. Quem não gosta, ou não come por razões filosóficas, religiosas ou de saúde, costuma criticar os carnívoros e protestar contra os danos ecológicos causados pela criação de gado, que desmata tudo o que pode, além de denunciar a crueldade envolvida no abate dos animais, o desemprego nas áreas rurais que só têm pasto, as gorduras que aumentam o colesterol e entopem artérias. Já os naturebas tendem mais ao vegetal, embora comam algum tipo de carne de vez em quando – bacalhau, camarão, frango caipira; mas comer carne vermelha já é mais complicado. E há muita controvérsia sobre se a carne vermelha faz mal ou faz bem.

Os prós: a carne, especialmente se for malpassada, dá mesmo uma injeção de energia física, com sua abundância de proteínas, vitaminas B e aminoácidos desintoxicantes como metionina e cisteína. Além de satisfazer os fortes, pode equilibrar a vida de uma pessoa que se sente frágil e nervosa, ou seja, tem valor medicinal. "Comida de verdade para gente de verdade", dizem os produtores.

Os contras: comer carne em excesso e sem critério realmente aumenta os índices negativos de saúde, dificulta a digestão, provoca prisão de ventre, deixa a pessoa com uma sensação permanente de peso por dentro. Se não for acompanhada por vegetais e frutas, a tendência é estagnar no intestino e gerar complicações. Fibras são indispensáveis a quem come carne. Ou seja, carnívoros precisariam ser também vegetarianos para equilibrar o prato.

No caminho do meio, o natureba pós-moderno: quando sente que precisa de uma energia de carne, come. Quando pode ficar só na sutileza de vegetais e frutas, fica. Ou mistura um pouquinho de tudo. Mas procura os ingredientes mais naturais, da melhor qualidade, se possível orgânicos, combinados e preparados de forma sadia. Natureba não come sanduíche natural de atum com maionese. Não come maionese. Mas come atum fresco.

Fui vegetariana por mais de 10 anos, depois de ter sido carnívora até os 30. Comer sem carne no centro do prato fez parte de uma mudança muito importante na minha vida: larguei o emprego, fui morar num sítio e comecei a cozinhar. Meu primeiro arroz já foi integral – nunca cozinhei arroz branco. Os livros de macrobiótica me ensinaram a fazer uma comida deliciosa, leve e sofisticada, que uma pessoa acostumada a sabores fortes não tem oportunidade de apreciar.

Durante esses 10 anos não tive a menor vontade de comer carne vermelha. Era demais saber que um boi come por 60 famílias, que um filé de 240g foi produzido às custas de grãos que poderiam alimentar 40 pessoas, que a carne é muito yang e eu já tinha uma tendência yang, além do que meu sangue é A+ e a dieta do tipo sanguíneo diz que devo comer vegetais, fora o fato de que comer carne podia atrapalhar a meditação e o desenvolvimento espiritual...

Pois é, mas aí aconteceram os lombinhos de porco naquele réveillon. Cada um levava uma coisa. Fui botar minha salada na mesa e dei de cara não com um, mas com quatro lombinhos. Cada qual em sua travessa, aninhado em guarnições diferentes – ameixas e damascos em calda, farofa de alho, purê de castanhas, salpicão.

Absorvi o impacto, arrumei a salada, atravessei o salão e fui para o jardim, onde estavam armando os fogos. Mas sem ânimo, desenxabida, tanto que em cinco minutos voltei para dentro. As pessoas vindo conversar e eu falando sem graça, ausente, o pensamento em outra coisa. Que coisa? Os lombinhos, naturalmente.

A festa crescendo, meia-noite, champanhe, todo mundo contente, se abraçando, e eu só pensava naquilo. Até que não agüentei mais. Fui lá, elegi um deles, me servi e comi várias fatias. Enfim.

Nessa noite cunhei uma frase: *Se o inimigo é mais forte que você, coma-o.* E daí em diante fui perdendo aos poucos o pudor de comer o que quer que seja.

***

– Mas afinal – perguntou a leitora olhando para o meu prato –, você ainda é natureba?

– Natureba também! – respondi rindo.

Ela sorriu de volta, simpática, e lá fomos nós, cada qual para seu lado, botar o apetite em dia.

Para Claudia Moraes Rego, a primeira natureba também. SH

Orelhas

Já me aconteceu mais de uma vez. A palestra sobre alimentação está no auge, todo mundo prestando atenção às vantagens e desvantagens de comer isto e aquilo, e eis que de repente a moça implica:

– Minha avó tomava cachaça todo dia, comia torresmo no café da manhã e feijão com lingüiça à noite, nunca fez dieta, nunca ficou de cama e viveu 108 anos.

Beleza de avó, penso com meus botões, e dá vontade de perguntar de volta:

– Mas você reparou no tamanho das orelhas dela?

Aí você deve estar estranhando: o que tem a ver orelha com torresmo? E toda pessoa muito velha não tem orelha grande?

Tem. Mas não é porque a orelha cresceu. É porque sempre foi grande, e isso é que tem a ver com viver tanto. Segundo a medicina oriental, as orelhas mostram a constituição dos rins. E os rins, senhoras e senhores, são tudo, como se diz por aí.

A medicina tradicional chinesa define os rins como órgãos do elemento Água e os chama de "raiz da vida, mansão do fogo e da água, residência do yin e do yang, canal da vida e da morte". Isto porque eles armazenam o Jing, que os chineses consideram ser a essência, a energia ancestral, fonte da vitalidade e do desenvolvimento individual. Como todos os órgãos precisam de Jing, o equilíbrio dos rins é essencial ao bom funcionamento do corpo. O Jing também produz a medula óssea, que sustenta os ossos e gera o cérebro. Do cérebro vêm a harmonia dos movimentos corporais e a sensibilidade dos olhos e ouvidos. Se houver desequilíbrio em Água, os sintomas podem ser cerebrais – apitos no ouvido, tremores, tonturas, problemas óticos e estados letárgicos.

Fora isso, os rins regulam a quantidade de água no corpo – lembrem-se de que somos 80% água – e mantêm em equilíbrio os minerais de que precisamos para viver. Produzem em média um litro e meio de urina por dia, onde despejam resíduos tóxicos e outros excessos. Ativam a vitamina D, essencial para os ossos, e estimulam a produção de sangue pela medula óssea.

Como se não bastasse, ainda fazem parte do sistema energético de Água (e da orelha) as duas glândulas adrenais, ou supra-renais, que ficam montadinhas nos rins e produzem adrenalina e noradrenalina, hormônios fundamentais para situações difíceis e de emergência, tipo "lute ou fuja", e hormônios esteróides, que atuam amplamente no metabolismo da comida, mantêm o equilíbrio de sal e água no corpo e estimulam funções do sistema nervoso.

Um bom diagnóstico do que está acontecendo com uma pessoa pode ser feito pelo que os rins produzem, a urina. Mas, para bom entendedor, uma orelhinha já basta. Nossa preciosa avozinha com certeza tinha orelhas grandes e bem formadas, com vastos lóbulos. Isso espelhava sua boa constituição física e mental, garantida pela capacidade dos rins de eliminar toxinas e abastecer de energia os outros órgãos.

Já a neta, aquela na palestra sobre alimentação, pode ser como eu, quase sem lóbulo. Com orelhas até que bonitinhas, mas pequenas, miúdas, não agüentam grande coisa – e não estamos falando só de brincos. Bastam uma ou duas farras para o corpo ficar cansado, a mente obtusa, o espírito caidinho. Farra de doces ou álcool, então, é uma lástima: no dia seguinte os olhos estão carregados, o corpo retendo líquido, as pernas pesando.

Sem energia, os rins deixam a pessoa encolhida, com medo de tudo, ansiosa. Qualquer decisão simples, tipo com-que-roupa-eu-vou, vira uma grande dificuldade. O apetite sexual some, os cabelos caem mais, a bexiga também enfraquece.

Agora me diz: uma pessoa assim vive 108 anos se não se cuidar?

Fortalecem os rins: sal, algas marinhas, feijões, cenoura, nabo, cogumelos (especialmente shiitake), sementes de gergelim, painço, trigo, aipo, alho-poró, salsa, cravo-da-índia, nozes, pistache, camarão, carnes de carneiro e de porco, rins de boi, fígado de galo, mariscos, ovos de codorna e de pomba.

Enfraquecem os rins: excessos em geral, especialmente de sal, açúcar, proteínas animais e atividade sexual; longos banhos quentes; falta de sono; falta de confiança na vida; ambição desmedida.

Limpam os rins: chás de quebra-pedra, assa-peixe, cavalinha, cana-de-macaco, cabelo-de-milho, habu.

Memória

Encontro Marta Pires Ferreira, uma das astrólogas mais conhecidas e respeitadas do Rio, na barraca do peixe. Se a feira já é um lugar democrático por excelência, onde se pode não só escolher cada coisa como discutir o que quiser com o vendedor, inclusive o preço, nas barracas de peixe a intimidade vai além. É um tal de apalpar, pedir para abrir as guelras, olhar olho no olho...

E Marta está justamente às voltas com as cabeças, várias, lá na ponta do balcão. Tem atum, robalo, salmão, namorado, e finalmente a que ela mais queria: badejo.

Enquanto o peixeiro corta a peça e embrulha, juntando umas sardinhas para os gatos, pergunto a Marta se é para fazer pirão. "Que nada!", responde ela. "Eu faço é uma sopa, que depois vira gelatina, da qual todo dia pego algumas colheradas, misturo com um legume já cozido, inhame, batata, ponho um fio de azeite extra virgem por cima... Às vezes como com pão, com um vinhozinho se tiver..."

Em seguida explica: estava muito esquecida. Não sabia onde tinha botado os óculos, a caneta, o que tinha feito na véspera. E de tanto não lembrar, lembrou do pai dizendo que cabeça de peixe faz muito bem à memória, porque tem muito fósforo. Resolveu experimentar.

Primeiro lava bem a cabeça do peixe, que pode ser também de namorado ou salmão, só tem que estar muito fresca. Cozinha com água, limão e temperos por meia hora. Sal, nunca: às vezes shoyu, na hora de comer.

Dispensa os olhos e tira com paciência todos os ossinhos, que ainda lava bem com água filtrada para aproveitar tudo. A carne, bem como a água dos ossinhos, volta para o caldo – que às vezes leva alho e cebola, às vezes só muito alho, bastante salsa e cebolinha, freqüentemente alecrim.

"Alecrim é muito bom para a memória porque ajuda a circulação no cérebro", diz Marta Pires, já emendando outra receita: alecrim na cachaça. Encher 1/3 de um vidro com as folhinhas, completar com uma cachaça boa, deixar curtir um mês em lugar escuro, coar e ir tomando gotinhas na água. "Mas também se pode tomar alecrim como chá. No fundo eu não sei o que é que funciona mesmo, porque também tomo lecitina de soja todo dia. Mas sei que minha vida mudou depois da cabeça de peixe, que os japoneses acham que dá agilidade mental. Também tem muito cálcio, faz bem aos ossos..."

Marta tem uma alimentação mais para vegetariana. De vez em quando come uma carne, diz ela, "como antídoto". Aprendeu isso com o Dalai Lama, "que recomenda procurar o contrário quando a vida fica monótona".

Memória, ela acha que se cultiva. Que é preciso usar sempre, aprender coisas novas, solicitar os músculos mentais fazendo palavras cruzadas, contas, leitura sistemática. Jogar baralho, jogar paciência, tudo o que mantenha a atenção presente. "As pessoas podem ser preguiçosas intelectualmente", comenta.

Quando elabora seus mapas, usa a mesma tabuada que aprendeu de cor na escola, básica para as inúmeras continhas que faz todos os dias. "Sou uma astróloga à moda antiga, não uso computador, faço tudo à mão justamente para não perder o exercício da matemática elementar. Para exercitar a memória."

Lembra também que come muito alho, porque ele desentope as artérias: "Uso outra receita do meu pai, que é curtir o alho no mel. Você preenche 1/3 do vidro com alho, nem precisa descascar, depois completa com mel e deixa curtir 15 dias, um mês. Aí vai tirando o alho e comendo, repõe um alho novo, completa o mel. Isso evita gripe, doença, é bom para tudo."

Nisso chegamos ao fim da feira. E eu volto para a barraca do peixe, lembrando que esqueci de comprar o meu.

Para quem não come peixe: o *Guia Deepak Chopra de Ervas* (Editora Campus) recomenda tomar ginkgo biloba, ginseng, astrágalo, centella asiática (também chamada de cairuçu ou gotu kola) e ashwaganda.

A eficácia do alecrim (*Rosmarinus officinalis*) como ativador das funções cerebrais aparece em vários livros.

Verão

O verão se basta. No céu, o sol reina; o coração reina em nós. A vida alcança sua plenitude. A semente colhida no outono voltou à terra, esperou pacientemente o inverno passar, germinou na primavera e dá flores e frutos no verão. Quem vai resistir à fartura?

No verão, o corpo também se basta. Livre das roupas, quer festa e movimento. Praia, rio, cachoeira, tudo o que for água é bem-vindo para fazer companhia ao calor. Por fora e por dentro. Comer fica em segundo plano, beber é a prioridade. Beber, suar, rir, achar bom.

Segundo a tradição chinesa, a qualidade sutil latente no coração é o espírito divino, aquele que se impõe por sua natureza amorosa. Não por coincidência o coração é tão presente nas figuras sagradas cristãs, o coração de Maria sendo símbolo do maior poder; não por acaso o alto clero reserva para si o vermelho e os monges vestem vermelho-escuro e alaranjado. Estas são as cores do coração. Mostram que aquela pessoa procura acentuar em si mesma o espírito divino, não raro transmutando o fluido sexual em fluido espiritual.

Mas e quem não é monge? No verão não deve se cansar durante o dia, dizem os chineses, nem consentir que seu espírito se irrite: deve proceder como se amasse tudo o que existe exteriormente. Por isso é que no verão todo mundo quer brincar, ficar na rua, jogar bola, dançar no forró, andar de bicicleta, nadar, andar, pegar onda.

O verão é um mito. Também, pudera: é quando o sol fica conosco mais tempo. Não espanta que tenha sido cultuado como deus por astecas, egípcios e tantos outros povos. Reverenciar o sol é uma forma de reconhecer seu poder sobre todas as formas de vida do planeta.

Vem daí aquela história de viver de luz. Todos os que estão nessa viagem de não comer comida afirmam que comem sol e meditam. Mas como é possível comer sol?

Bem, é uma questão de intimidade. Quem for capaz de abrir o coração para ele pode praticar a meditação do sol e absorver seu chi, sua energia, poderosa como ele mesmo. Simplesmente tomar sol já é bom. Quando você tem a clara intenção de absorver o sol, é ainda melhor.

Uma meditação do sol bem simples: fique em pé, de frente para o sol da manhã, os olhos fechados, braços ao longo do corpo e palmas viradas para a frente. Sinta o sol chegando na pele, no rosto, nas palmas das mãos. Abrindo ligeiramente a boca, inspire a luz do sol suavemente, deixando que ela vá até o fundo do corpo; expire pelo nariz. Repita duas vezes.

Outra, mais avançada porque pede mais esforço de visualização: em pé diante do sol, deixe a boca encher-se de saliva. Inspire então a luz do sol pela boca, imaginando que ela está se misturando à saliva. Feche a boca, expire pelo nariz e engula a saliva visualizando-a como uma pérola dourada percorrendo você até o baixo ventre. Repita duas vezes, depois coloque as palmas das mãos sobre o lugar onde estão as pérolas e fique alguns minutos respirando e sentindo o calor e a energia.

Uma vez por dia, você também pode experimentar um banho total de sol. Sente ao sol numa cadeira de espaldar reto, feche os olhos, acalme-se respirando suavemente pelo nariz. Visualize o sol bem em cima do topo da sua cabeça, e imagine que você agora é um jarro vazio. A luz do sol entra diretamente pela boca do jarro e vão se depositando dentro dele seus raios brilhantes, enchendo, enchendo, até começar a transbordar e ir cobrindo você de luz dourada da cabeça aos pés. Fique assim enquanto estiver sentindo a completude, depois relaxe. Este não é para repetir.

Mais um? Lá vai: sente ao sol com a coluna ereta, os olhos entreabertos na direção da ponta do nariz, e acalme sua respiração.

Agora imagine que seu corpo é de cristal transparente e sinta a luz do sol entrando nele todo, percorrendo-o em todas as direções.

Pode não dar pra ficar sem comer. Mas aumenta a vitalidade e a energia amorosa, que então se traduz em delicadeza. Trate muito bem desse corpo alimentado pelo sol.

Linfa

Quer desintoxicar? Mexa-se. A natureza nos deu um fantástico serviço de limpeza que percorre o corpo inteiro e retira tudo o que não serve, mas só funciona quando existe movimento: é o sistema linfático.

Formado por milhares de pequenos vasos semelhantes às veias e artérias, ele trabalha de baixo para cima, portanto contra a gravidade. Isso significa que, se ficarmos parados, a sujeira estagna. Se ficarmos imóveis durante sete dias, os tecidos morrem.

O que o sistema linfático conduz é a linfa, um fluido clarinho formado principalmente por células linfócitas e macrófagas, famosas por tirar bactérias e outros bichos de circulação. São a chamada linha de frente do sistema imunológico. E a linfa remove também os excessos de líquido e proteína que os tecidos não conseguem absorver, bem como as sobras de todo o processo que converte comida em gente.

Aí é que está o pulo do gato. Por uma simples razão: mesmo não tendo bactérias, sempre tem excesso e sobra. E isso engorda, dói nas juntas, inflama os tecidos, entope os tubos e atrai oportunistas como (exatamente) bactérias, fungos, protozoários, vermes. No corpo parado, tudo prolifera. No corpo em movimento, os músculos fazem pressão sobre os vasos linfáticos e bombeiam a linfa para cima. Ela assim pode vencer a resistência das minúsculas válvulas que impedem seu retorno para baixo e chegar aos gânglios linfáticos, onde é filtrada.

Por isso é que os gânglios incham quando há uma infecção. O que está acontecendo lá dentro? As macrófagas (literalmente, "grandes engolidoras") engolem bactérias, células cancerosas, toxinas, substâncias alergênicas e partículas estranhas de qualquer tipo, enquanto os linfócitos se reproduzem e geram anticorpos para enfrentar os elementos perigosos.

Esse incrível sistema faxineiro também inclui as amígdalas, na garganta, e as adenóides, no nariz, que são massas de tecido linfático, ou seja, feito de linfócitos e macrófagas; as manchas de Peyer, pequenas concentrações linfáticas ao longo do intestino delgado;

o baço, o timo, a medula óssea e o apêndice; e ainda está associado a muitas regiões das membranas mucosas que revestem quase todos os órgãos, especialmente do sistema digestivo, respiratório e geniturinário. É uma equipe trabalhando o tempo todo.

Mas o melhor é que ninguém precisa decorar nomes nem saber explicar o que acontece para fazer o que interessa: mexer-se. Só o movimento de respirar já bombeia a linfa. Respirar fundo e cantar, então, nem se fala. Andar é bom. Andar em passo acelerado, com ritmo e entusiasmo, melhor ainda. Isso explica por que muitas pessoas se curam de gripe ou resfriado jogando tênis, por exemplo. Consta que, com o esforço, a temperatura sobe e liquida os vírus; mas agora sabemos que o movimento da linfa desempenha um papel importantíssimo na limpeza, inclusive dos vírus.

A maioria de nós não tem idéia da quantidade de toxinas que chegam aos tecidos. São 2.300 tipos de agrotóxicos definidos em 270 espécies de culturas, incluindo aí o pasto dos animais que fornecem carne e leite, afirmou recentemente a professora Silvia Tondella Dantas na Feira de Tecnologia da Unicamp, em Campinas, SP. "Um ser intoxicado adoece e qualquer tratamento deve começar pela desintoxicação", declarou o médico Fernando Bignardi no mesmo evento.

Massagens de drenagem linfática são ótimas para desintoxicar. Escovar o corpo de baixo para cima, também. Aquela bucha natural que se passa na pele durante o banho é maravilhosa. Deitar de cabeça para baixo num plano inclinado ajuda muito.

Mas nada se compara ao efeito de dançar, pular corda ou, como descobri há pouco tempo, ficar saltando na minicama elástica, nem que seja por 10 minutos. É fácil e divertido, os movimentos acontecem naturalmente, a cabeça fica oca e aparece uma sensação corporal de rara alegria.

Não acredite. Experimente. Mexa-se!

Frutas

Consta que é ótimo para a saúde tomar suco de frutas – desde que sejam as frutas certas, na hora certa. Frescas, vitaminadas, refrescantes, elas são as arrumadeiras do trato digestivo. Passam pelo tubo feito um pano molhado e cheiroso, deixam enzimas e vitaminas e saem como ninguém. Transformá-las em suco, se possível com água de coco, é presente divino.

Têm aromas e sabores sutis e definidos ao mesmo tempo. Como explicar a diferença entre uma laranja e uma tangerina, uma jaboticaba colhida no pé e outra arrancada há algumas horas? Como ignorar a presença de uma manga madura na sala, uma goiaba, um caju?

Variedade nas texturas: o caqui lisinho, a jaca forte, grudenta. A melancia tão água, o abacate tão manteiga. A pêra, com seus carocinhos, lembra o morango. Variam formas e cores, texturas e sabores, aromas, consistência, doçura, acidez e umidade. O tipo de casca e de semente. Umas se reproduzem a partir do caroço. Outras dão cria, como as bananeiras.

Esse universo ganha mais uma qualidade ímpar quando chega à boca: é delicioso. Há quem não goste de frutas, mas é defeito de fabricação. Elas estavam todas no Paraíso.

Claro que, para aproveitar as fibras e sentir a textura, é melhor mastigar a fruta do que fazer o suco. Mas em defesa do suco entra o fato de que ele fornece líquido, a nós que estamos quase sempre desidratados, e ainda permite bater junto uma colher de sementes de linhaça, que não só devolve as fibras como acrescenta óleos essenciais.

Isso tudo a propósito de quê? Do desjejum matinal, uma eterna questão. Enquanto uns continuam achando que bom é ter ovos, bacon, leite e pão, outros vão descobrindo a sensação confortável de não dar nenhum trabalho à digestão de manhã. Reuniram-se médicos e nutricionistas do mundo inteiro em torno de um conceito: comer mesmo, só depois do meio-dia. Antes, estamos no ciclo de eliminação. Tudo o que for comida sólida vai representar uma despesa a mais na economia do organismo. As frutas seriam uma forma intermediária entre a comida e a luz do sol. Como carregam suas próprias enzimas, digerem-se sozinhas: puro prazer.

Mas a mistura tem arte. Jacqueline Spinelli, a nutricionista do spa Maria Bonita, avisa logo que não se põe água nos sucos, só caldo de laranja ou água de coco. "Água dissolve as enzimas", diz ela. Depois divide as frutas em quatro grupos:

• ácidas: laranjas, limas, grape fruits, limões, abacaxis, melancias, melões, kiwis, tangerinas, morangos, maracujás, tamarindos, cajus, cerejas e acerolas.

• doces: peras, maçãs, mamões, mangas, bananas, uvas, pêssegos, ameixas, figos, nêsperas, goiabas, caquis, pinhas, cajás, nectarinas.

• oleosas: cocos, abacates, nozes, castanhas-do-pará, castanhas-de-caju, pecãs, amêndoas, avelãs, pinhões;

• secas: ameixas, damascos, passas, figos, tâmaras e outras; geralmente não entram nos sucos nem no desjejum, só nas saladas.

As laranjas, segundo Jacqueline, combinam com tudo. Então você pode fazer suco de laranja com qualquer fruta do grupo das doces, e até mesmo misturar várias. Mas não deve misturar entre si as frutas do grupo das ácidas, que funcionam melhor individualmente.

Como nem todo mundo se dá bem com laranjas, os horizontes do suco podem ficar limitados se não tiver água de coco. E aí, que fazer? Comer as frutas, ora essa. Um ou dois copos grandes de água, ao levantar, já terão lavado o estômago. Você só toca nas frutas quando a fome realmente pintar.

Não come mais nada até o almoço? Não: bebe água. No máximo, se estiver gastando muita energia física, come outra fruta. Em alguns dias o estômago se adapta e pára de emitir aqueles sinais que o cérebro interpretava como fome.

Vai se formando um novo hábito. O corpo agradece a ausência do pão, da manteiga, da geléia, que nutrem pouco e fermentam. A ausência do leite e do queijo, que provocam alergias e muco. Do café, que dá acidez. A pele melhora, a barriga desincha, você emagrece.

E o humor fica maravilhoso. Fresco e perfumado como o aroma das frutas na manhã. Uma bênção.

Férias

Não há mal que sempre dure nem bem que nunca acabe, e as férias acabaram. Foi tão bom! Acordar sem pressa, decidir o destino do dia, tomar aquele café da manhã demorado, falar sobre o tempo e os ventos, o sol e a água, o céu e os verdes... Voltar por uns tempos a ser o humano solto que faz o que quer, do jeito que bem entende. Quer dormir depois do almoço? Dorme. Quer sair da cama às duas da manhã para ver a lua? Sai. Quer passear de barco o dia inteiro comendo somente frutas? Numa boa. Tudo é permitido, mesmo o que não convém.

Só que acabou. Agora é respirar fundo e mergulhar na rotina. Mas que tal criar pequenos espaços de férias dentro dela?

Fotografias são a forma mais óbvia de se lembrar das férias, e nem por isso a menos interessante. Às vezes a sensação de estar naquele lugar é tão encantadora que a emoção ofusca tudo, e só depois, vendo a foto, é que se pode avaliar em profundidade o que se viveu. Como na história da menininha de três anos que foi à Disneylândia com as irmãs, mais velhas, e não dava um sorriso. Olhava tudo com curiosidade, mas não parecia estar se divertindo. Na volta, percorrendo o álbum de fotos, é que a ficha caiu e ela ria às gargalhadas: Olha eu aqui com o Pluto!!! Olha eu aqui também com a mamãe!!!

Conchas, pedras, roupas compradas ou estreadas nas férias, jóias e bijuterias, lenços, chapéus, óculos, batom, perfume, tudo põe pilha na memória. Aprender a fazer um prato típico e trazer os temperos, reunir os amigos para comê-lo, mostrar as fotos, contar as histórias. Lembrar é viver duas vezes.

Por outro lado, nada de melancolia! Fazer as férias renderem não é ficar olhando o passado: é trazer e cultivar aquela sensação boa de liberdade e independência aqui e agora, em qualquer momento ou lugar. Alguém irritado na sua frente, falando, falando, e você podendo compreender sem enganchar no nervosismo, porque dentro de você o céu é azul e faz sol, e as ondinhas do mar vão e vêm. O trânsito parado, o tempo correndo, você vai perder a hora do dentista, mas consegue cantar com facilidade aquela música que decorou nas férias e se concentra nela. O dia está cheio, mil coisas pra fazer em diferentes lugares, não vai dar tempo para almoçar, mas algumas frutas num saquinho vão matar a fome, limpar o sistema digestivo e proporcionar uma sensação de leveza. Fazer diferente: férias. Buscar a alegria: férias. Renunciar à mania de aderir ao sofrimento, à negatividade, às reclamações inúteis: férias. A idéia é construir um feriado interior para desfrutar sempre que der vontade.

Isso exige uma ampliação do espaço interno, que por sua vez depende muito da respiração. Mas não respiramos o tempo todo? Sim, e às vezes não. Freqüentemente paramos de respirar justamente quando passamos por situações maravilhosas. Como se elas fossem maiores e mais importantes do que nós e estivessem do lado de fora, destinadas a acontecer e se perder, quando é bem o contrário: o que as torna maravilhosas é a nossa presença, é estarmos lá para vivê-las intensamente, incorporando suas qualidades à nossa vida através da respiração.

Respirar é a forma primordial de integrar o meio interno e o meio externo. Sustenta a vida e a alegria. Produz clareza mental, organiza a circulação do sangue e dá ritmo ao coração. Ou seja, proporciona as condições físicas necessárias a esse espaço de repouso que pode nos fornecer férias mentais em toda circunstância. Respirar fundo, prestando atenção exclusivamente ao percurso do ar, é o menor e mais poderoso movimento que uma pessoa pode fazer em seu próprio benefício.

Duvida? Experimente. Fica aqui a sugestão: respire fundo... e boas férias na volta à rotina.

Kum Nye

No grande salão à meia-luz, sentados de um modo calmo e relaxado, respiramos. O professor lembra: "Mantenham a língua no palato." Já tinha explicado antes: o queixo fica mole, a pontinha da língua toca de leve a parte anterior do céu da boca e o ar percorre a boca e o nariz ao mesmo tempo. Pernas cruzadas, coluna ereta, as mãos pousadas nos joelhos, os olhos fechados ou quase. Por alguns minutos nossa atenção se concentra apenas em respirar suavemente. Está começando mais uma aula de Kum Nye.

Pronuncia-se "kum niê" e está na raiz das teorias e práticas espirituais e médicas que se desenvolveram no Tibet, na Índia e na China muitos séculos atrás. É basicamente uma técnica de relaxamento, onde somos convidados a participar de cada exercício tão plenamente quanto pudermos, envolvendo nele todo o nosso ser – coração, sentidos, atenção, sentimentos e consciência. Os movimentos, muito lentos e suaves, "podem ser sentidos profundamente e executados com graça – imagine o sentimento de uma bailarina ao começar a dançar!", diz o lama Tarthang Tulku Rimpoche, mestre da linhagem Nyingma do budismo tibetano que trouxe o Kum Nye para o Ocidente.

Como aluna nova, vou me encantando a cada descoberta. No primeiro semestre me fascinou a profundidade do relaxamento. No segundo, fiquei surpresa ao saber que os exercícios físicos trabalhariam o potencial de abertura dos quatro centros de energia do corpo – cabeça, garganta, coração e barriga –, ativando nossos quatro sentimentos principais: amor, compaixão, alegria e equanimidade.

"Ativar sentimentos" é uma linguagem estranha para quem não está familiarizado com o budismo tibetano. A gente pode pensar que sente ou não sente, ora essa, e fim de papo. Mas a atuação básica do Kum Nye, segundo Tulku Rimpoche, é a estimulação e a expansão dos sentimentos. Os exercícios são modos de tocar a energia dos sentimentos para que eles possam fluir e dissolver tensões. Sua forma externa pode ser de quietude, respiração, automassagem ou movimento, mas o exercício interno e a massagem interior, que são a essência do Kum Nye, estão com os sentimentos.

Por isso os movimentos são lentos: para a gente poder perceber o que está sentindo.

"Torne-se íntimo dos seus sentimentos, durante a prática, sem tentar nomeá-los ou rotulá-los", orienta o mestre. "Quando sentir alguma coisa, conserve tanto quanto possível viva a energia do sentimento, deixando-o expandir-se e encher você. Alargue seus sentimentos, deixe que sejam uma mandala, expandindo-se em todas as direções no tempo e no espaço. Você pode encontrar profunda satisfação em estados que estão não só dentro dos sentidos, mas também além deles."

E lá vamos nós trabalhando novos modos de sentir. A equanimidade, por exemplo: nem apego, nem aversão. Como assim?? E o meu carro, o meu filho, o meu ego? E os bandidos, as baratas, as injustiças? Então vou ficar fria diante de tudo?!? Não, pensar não resolve, a cabeça não dá conta. Mas os exercícios, mexendo com o centro da barriga, vão produzindo equilíbrio, sentimento de integração. Tudo está presente, tudo é incluído: tanto o que a gente rotula de agradável quanto o que rotula de desagradável. Os rótulos são abolidos. Isso produz calma e clareza, que permitem escolhas e decisões equilibradas, que por sua vez aumentam a paz interior.

O amor é trabalhado no centro da cabeça, e indica integração entre corpo e mente. O fluxo de sentimentos através do corpo está ativado. O amor pode ser cultivado e começa pelo reconhecimento do valor de cada pessoa, de cada situação. Traz o desejo de ter felicidade e sementes de mais felicidade, e de que todos as tenham também.

A compaixão é ativada no centro do coração, e pode ser explicada como a habilidade que temos de sentir a nós mesmos e aos outros e agir de modo adequado, assumindo a responsabilidade pelo que sentimos. "Se sentimos e entendemos a nós mesmos, podemos entender a natureza humana e a realidade das situações", diz o mestre. A compaixão nos leva a aceitar as pessoas, e a nós mesmos, sem julgamentos e expectativas.

A alegria, ou contentamento, é trabalhada no centro da garganta e sustentada pelo fluxo regular da respiração com a língua no palato. Acontece muito: quando compreendemos alguma coisa, sentimos alegria. Se aliviamos nem que seja um pouquinho do sofrimento, nosso ou de alguém, a alegria aparece. Quando terminamos uma tarefa, ou realizamos algum desejo, ou mesmo quando satisfazemos uma necessidade física, o sentimento é de alegria. Basta reconhecê-la para cultivar – Puxa, como estou contente!

A aula terminou. Vários alunos dormem, profundamente relaxados. Alguma coisa em nós mudou hoje para melhor. A gente reconhece, agradece e se alegra.

Comer, dormir

Seu nome era Little Nemo e ele sempre comia alguma coisa antes de dormir. Aí tinha pesadelos maravilhosos com palácios de cabeça para baixo, cogumelos gigantescos, dragões voadores, cadeiras andantes de 50 metros de altura, inundações terríveis e outros perigos – e acabava acordando no chão, assustado mas salvo. Tudo num desenho maravilhoso de história em quadrinhos, que já em 1905 consagrou o americano Winsor McCay como um dos maiores artistas gráficos do século.

Aí Little Nemo levava bronca dos pais: por ter comido muita torta de maçã ao deitar, ou muito amendoim, ou cebola crua com sorvete (!!!), ou molho de peru assado, ou biscoitos demais...

Muito do que se diz sobre comer ou não comer é questionável, mas comer antes de dormir dá sono pesado e pesadelos em qualquer um. Por uma razão muito razoável: a digestão é mais lenta à noite, mais ainda quando se dorme; e a percepção do esforço digestivo perturba o sono e os sonhos. Em vez de descansar, todos os órgãos internos continuam trabalhando. A pessoa pode dormir feito uma pedra, mas por dentro estar agitada como uma estação de trem. Sono pesado e sono profundo são coisas bem diferentes.

A sabedoria popular manda jantar cedo, pelo menos três horas antes de deitar, para dar tempo à digestão. O saber científico vai além: levando em conta o ritmo do corpo, concorda com a medicina oriental no conceito de que ninguém deveria comer depois que escurece. A última refeição do dia, assim, seria no máximo ao pôr-do-sol.

– Mas e depois, não se come mais nada? – perguntará a leitora, já com medo de passar fome.

Pois fique tranqüila: não se come mais nada e não se passa fome. Bem alimentado e com as vísceras em paz, o corpo experimenta um raro estado de harmonia. Pode ser que no início haja ansiedade, uma sensação de que é preciso comer, mas um chá quentinho dá conta. É que a maioria de nós não está acostumada a sentir o estômago vazio e interpreta os sinais como necessidade de comida. No terceiro ou quarto dia a novidade se incorpora e já não se quer outra coisa.

O *x* do problema é que, na vida moderna, jantar cedo é luxo exclusivo de quem trabalha em casa, ou não trabalha. Então, que tal deixar por menos e respeitar somente a história das três horas? Jantar às 8, dormir às 11. Jantar às 9, dormir à meia-noite.

– E pode comer de tudo? – pergunta de novo a leitora, mais animada.

Bom, já dizia o apóstolo Paulo, tudo me é permitido, mas nem tudo me convém... Se você quer ter um bom sono, prefira um jantar simples. Do tamanho da fome real, não da imaginária. Como saber a diferença? Comendo devagar, saboreando cada garfada com a modéstia de quem come por necessidade, e não por curiosidade, distração ou passatempo. Alimentação leve durante a semana pode ser genial para valorizar refeições especiais sábado e domingo. No almoço, vegetais coloridos, cereais integrais, um feijãozinho alternando com pequenas porções de proteína animal se for o caso; à noite uma boa sopa ou salada de vegetais cozidos, acompanhadas por duas fatias de pão integral, ou torradas com azeite e manjericão, por exemplo. Na simplicidade, os detalhes brilham.

Mas também não dá para desmerecer o jantar e achar que qualquer coisinha serve. Vegetais frescos e variados são essenciais para fornecer os nutrientes necessários à renovação das células. A salada mista, crua ou ligeiramente cozida, resolve a parada. A sopa, onde os vegetais vão ferver por meia hora ou mais, também: algumas vitaminas se perdem, mas os minerais ficam no caldo e a digestão ganha. É bom acrescentar bastante salsa, cebolinha, coentro, manjericão e outros verdinhos ao tirar a sopa do fogo. Isso recupera as vitaminas perdidas e ainda acrescenta clorofila e cálcio.

***

A mãe do Little Nemo bem que punha sopa na mesa.

Mas como ele teria pesadelos maravilhosos se não comesse antes de dormir?

Contentamento

Chega junto com o outono, em dias lindos e limpos, o medo da pneumonia. Os jornais abrem manchetes sobre os casos fatais. Mais de 10 laboratórios já estão pesquisando remédios e vacinas. Cada um de nós acompanha atentamente a evolução dos fatos, e também dos boatos, que não são confiáveis mas dão muito assunto. Fica assim combinada a vida: a qualquer momento podemos sofrer a invasão de um poderoso inimigo.

Será? Melhor não. Mas como não?

Escrevo para minha amiga Lena Peres, médica infectologista, que responde: "A melhor recomendação é evitar aglomerações, fazer uma boa hidratação e cultivar o contentamento – virtude que aumenta as defesas do organismo."

Grande sabedoria! O ar que circula num ambiente cheio de gente não é mesmo lá grande coisa, e pode sim estar cheio de agentes irritantes para as mucosas do pulmão, além de micróbios de todo tipo. Boa hidratação significa água em quantidade, água que limpa, lava, refresca, ajuda a renovar as células e é essencial à vitalidade de todos os tecidos, inclusive respiratórios. E o contentamento, bem... O contentamento é simplesmente uma das chaves da vida.

Para começar, se há contentamento não há medo. E se não há medo, qual é o problema? Um vírus, por pior que seja, jamais vai ser significativo para a pessoa que está bem. Como disse a doutora, tudo pode ser apenas uma questão de estar com as defesas em ordem. Em se tratando do ser humano, defesa quer dizer zilhões de pequenas células espalhadas por todo o corpo, prontas a neutralizar a ação de qualquer micróbio; mas quer dizer também pensamentos e sentimentos positivos, que reafirmam a confiança na vida e não dão espaço para ansiedade.

Em psicologia é sabido que certas pessoas têm "o perfil da vítima". Saem à rua tão convencidas de que podem ser assaltadas que atraem o assaltante. Se forem visitar alguém que está com gripe, saem espirrando. "Ué", alguém vai dizer, "mas isso é comum, gripe pega!"

Pega quem? Quem está predisposto a ser pego, ora essa. E também não pega assim de uma vez. Vai encostando, dá uma indisposição, uma vontade de se enfiar na cama, um friozinho, uma leve dor de garganta – e aí é que se vê quem comanda o barco. "É na tempestade que se conhece o timoneiro", diz o ditado. Se o corpo está dando todos os sinais de que precisa descansar, e a gente não descansa, está querendo gripe. Aí quem manda é o pobre do vírus, que em si é uma coisinha ridícula, nem organismo próprio tem. Se, ao contrário, a gente respeita o que está sentindo e descansa, toma um caldinho quente, se agasalha, corta os excessos e fica contente por poder fazer isso, em pouco tempo tudo vai bem de novo. Foi dada ao organismo a oportunidade de se auto-regular, e ele agradece.

Alimentação pobre em nutrientes e rica em gorduras, laticínios, açúcar, produtos químicos, álcool e toxinas; stress, falta de sono, falta de atividade física, falta de afeto e outras emoções nutritivas; e exagero nas temperaturas artificiais, como o ar-condicionado gelado, tudo isso nos desregula. Ainda mais no outono, cujo ar mais seco favorece gripes, tosses, resfriados. Um vento fresco sopra de repente e pede sempre um casaquinho ou uma echarpe para não entrar pelos ombros e atingir o interior do corpo. É hora de colocar mais uma colcha na cama, e meias de algodão para dormir com os pés quentinhos.

Na medicina tradicional chinesa o outono é a estação dos pulmões, que dão ritmo e ordem à vida – ou trazem depressão e melancolia se estiverem fracos e sem energia. Reina a energia de Metal, que tem a ver com tesouros e colheitas. Cada um vai colher o que plantou.

É um tempo de maturidade. A capacidade de realização do ser humano se apresenta como tranqüilidade, paz, serena confiança nos processos de renovação da natureza. A gente olha para dentro e reconhece quem é. Faz o que tem que fazer e fica contente. Pronto.

Dança sagrada

Na festa da vida, encontro minha amiga Judith brincando de roda. O vestido de verão soltinho no corpo, rosto corado, olhos alegres. Pergunto como vai e a resposta vem cheia de música: "Eu? Eu vou sempre bem! Venha, vamos dançar, venha..."

Na sala do apartamento, um grupo de mulheres descalças forma o círculo. Alguém coloca um CD e a dança começa – para um lado, para outro, três passos à frente, volta, passa por trás...

Vou seguindo como posso e lembrando da minha primeira aula de tai chi chuan, onde também não sabia os movimentos. Mas aqui, aos poucos, a coreografia vai entrando. Não é tão complicada, afinal. Só que acaba logo, e começa outra.

Esta, me explicam, vem dos índios americanos. Os passos são diferentes. Alguém me ensina a voltinha, a música começa, e lá vamos nós, índias americanas. Depois entra uma música grega – divertida, com aquele jeito Zorba de dar um pulinho e levantar a perna, e lá vamos nós, gregas, sempre em roda, dando as mãos, soltando, girando. Dançamos então uma música chinesa em que o vento nos balança, em seguida uma música judaica que mostra o sábio e o louco, e depois outras, e outras mais.

Minha amiga tem 82 anos e está feliz. "Por que não estaria?", diz ela. "A vida é tão simples, não existe problema, as pessoas é que complicam as coisas!"

Fala com a autoridade de quem viveu muito, viajou o mundo inteiro, conheceu de tudo e se despojou do que não interessa. Pesco pérolas: "Outro dia percebi claramente como tudo no universo funciona tão bem, e eu sou parte disso. O que posso querer mais?"

Na parede do corredor, um aquário seco. "Dá menos trabalho!", ri. Cheio de conchas, corais, estrelas-do-mar, coisas que ela mesma pegou mergulhando de *snorkel* pelo mundo afora. Nunca quis usar uma garrafa de oxigênio – nunca, até os 78 anos, quando foi a Fernando de Noronha e conseguiu convencer todo mundo de que podia ir lá no fundo mesmo sem ter experiência anterior. Devia ficar no máximo 20 minutos, ficou quase uma hora. "Moleza!", me diz rindo, com seu sotaque estrangeiro.

Pois é, estrangeira. Como tantos que o Brasil acolheu ao longo dos tempos e que encontraram aqui um lar. E ela, como o Brasil, deixa a porta da casa aberta.

Pesquiso na internet sobre as danças circulares e aprendo que esse movimento surgiu nos anos 70 na comunidade de Findhorn, Escócia. Houve um encontro sobre renovação da espiritualidade e um professor alemão de dança apresentou a tradição das danças sagradas circulares. De lá para cá, inúmeras pessoas foram tocadas pelo resgate do que sempre nos fez dançar juntos quando celebramos a vida, a morte, os ciclos da terra e da lua, os encontros, as despedidas. Rituais do mundo inteiro, e de todas as etnias, originalmente reuniam as pessoas em roda. Com o passar dos séculos a roda transformou-se em duas linhas, depois começamos a dançar aos pares e hoje dançamos sozinhos. Qual seria o sentido, afinal, de voltarmos a dançar todos juntos?

Frases da internet respondem que, quando você mal conhece os moradores da porta ao lado, dançar junto tem o dom de criar harmonia rapidamente e sem palavras. Que existe um poder no círculo, no grupo de pessoas que se dão as mãos e se movem juntas, em harmonia com ritmos, melodias e passos que sobreviveram aos séculos. Que as danças circulares restabelecem sentimentos comuns a todos os seres humanos e por isso são tão transformadoras. Ninguém precisa ser um dançarino treinado, basta entrar de coração aberto para compartilhar esse transbordamento de espírito e de alegria.

Olho para minha amiga e penso em Shiva Nataraja, o deus hindu que dança porque tudo o que existe, vivente ou não, pulsa em seu corpo. Nele se vê todo o movimento cósmico. Nele a arte e a espiritualidade são uma unidade perfeita, escolhida para representar o divino porque, na dança, o que é criado é inseparável do criador.

Saio de lá de bem com a vida. Obrigada, amiga.

Mais alho

Qualquer cozinheira distraída sabe que é bom usar alho na comida. Rimou, mas é o alho que rima com quase tudo – tão comum e tão extraordinário que na internet existem 1.480.000 páginas sobre ele. E outras ainda virão, porque vai ficando cada vez mais claro, até para a medicina alopática, o poder do alho como protetor da saúde. Assim como se põe um agasalho no frio e se bebe mais água no calor, consumir alho ajuda no processo de auto-regulação do corpo e fortalece todos os sistemas.

Só o fato de ser um poderoso germicida já glorifica seu uso – 72 diferentes infecções podem ser evitadas usando alho. Na Rússia é o remédio mais comum contra gripes, resfriados, tosse e desordens intestinais. Na Polônia é usado contra gastroenterocolite, dispepsia, pneumonia, nefrose e septicemia. Na China, doses altas de alho têm sido empregadas no tratamento da meningite criptocóccica, infecção fúngica que não cede a antibióticos comuns. Mas ele vai mais longe e neutraliza gases, estimula a secreção de bile, é digestivo, diurético, tonificante, expectorante, baixa a febre.

Mais detalhes? Usado constantemente na alimentação, cru e cozido, equilibra as taxas de colesterol e triglicerídeos, reduz a hipertensão, previne contra tumores malignos e relaxa os vasos sanguíneos, evitando a arteriosclerose. Ajuda hipoglicêmicos e diabéticos, regulando a glicose do sangue. Descongestiona as vias respiratórias e trata a bronquite. Neutraliza e elimina toxinas, pois contém muito enxofre. Também contém germânio, que permite a absorção de oxigênio pelas células. Preserva vitaminas; contém B6 e selênio e facilita o aproveitamento da B1. Desintoxica, acalma e aumenta a capacidade do organismo de resistir ao frio e ao calor. Seu extrato é empregado atualmente como antibiótico em infecções importantes, principalmente por fungos; funciona contra o vírus da herpes e outros relacionados; aumenta a ativação das células T e acentua a função antitumoral das células macrófagas; aumenta a imunidade contra uma série de agentes infecciosos.

A melhor forma de tirar proveito do alho é comê-lo cru, na salada, porque o poder germicida se perde no cozimento. E a grande questão em relação a isto é o álhito, digo, hálito. Não tem jeito: ele age no sangue e por isso chega aos pulmões, à boca, à pele. Se isso é uma demonstração de eficiência, também tem lá seus inconvenientes. Por isso, amar é... comer alho junto com o ser amado. E, para atenuar o bafo, mastigar depois um raminho de salsa com umas gotas de limão por cima.

Na Provence, região ao sul da França muito marcada pelo Mar Mediterrâneo, o alho é extremamente valorizado, junto com azeitonas, azeite de oliva e as chamadas *herbes-de-provence* (tomilho, alecrim, sálvia, orégano, manjerona, basílico e segurelha). Com um bom copo de vinho tinto e grossas fatias de pão rústico, para que mais?

É de lá que vem uma preciosa receita tipo levanta defunto: *aïgo boulido*, que no dialeto local quer dizer alho fervido. Uma das mais antigas receitas provençais, gerou o ditado "*Aïgo boulido suavo lo vito*", ou seja, alho fervido salva a vida. Faz-se assim: um litro de água fervendo, seis dentes de alho amassados, meia colherinha de sal. Ferver durante 10 minutos e, já apagando o fogo, juntar um raminho de sálvia fresca, outro de tomilho e 1/4 de folha de louro. Tampar, deixar em infusão por 10 minutos, remover as folhas. Então misturar um pouquinho do caldo com uma gema de ovo e devolver à panela, mexendo sempre. Servir em pratos onde tenham sido colocadas fatias de pão, rústico ou integral, regadas com azeite de oliva. Dá para quatro pessoas esgotadas.

Outro sucesso gastronômico é o alho assado. Pegue tantas cabeças de alho quantas forem as pessoas à mesa, tire apenas a primeira casca e, com uma faca afiada, corte-lhes o topo. Arrume num pirex, regue cada uma com duas colheres de sopa de azeite e um nadinha de sal. Cubra com papel laminado e asse em forno médio durante meia hora, remova o papel e deixe mais meia hora. Sirva quente para acompanhar qualquer prato: a farra é extrair o creme de alho, dente a dente.

Os poderes do alho também podem ser aproveitados de outras formas. Por exemplo, em tintura: encha 1/3 de um vidro âmbar com dentes de alho fresco, de preferência orgânico, com casca e tudo, e complete com álcool de cereais. Tampe e deixe num lugarzinho escuro durante no mínimo 10 dias, e depois use o álcool externamente em coceiras e outras afecções cutâneas. Óleo de alho serve para o mesmo fim, basta furar uma cápsula dessas que se vendem em farmácia e espremer no local. Também se usa macerar o alho no mel, fazendo como se fez com álcool, para depois tomar às colheradas quando houver tosse, gripe ou resfriado encostando.

A única coisa proibida é dourar o alho. Quando chega a esse ponto, tão usado em restaurantes e casas de família, ele já perdeu todo o valor. E o pior é que deixa um bafo com cheiro de ranço. Se ainda fosse para espantar vampiros, tudo bem – mas você pretende ir à Transilvânia?

Sal, shoyu

Vida sem sal, vida sem graça. Isto é verdade para grande parte da humanidade. O sal já era tão importante no Império Romano que virou medida de valor. A palavra salário vem daí – o dinheiro recebido por um soldado valia o que pudesse comprar de sal.

Essa peculiaridade tem a ver com o efeito do sal na comida e em quem a come. Um pouco de sal realça o sabor dos alimentos e estimula o fogo digestivo. É antiácido e purifica veneninhos produzidos por alimentos de má qualidade ou combinações inadequadas.

Também torna a comida mais yang, concedendo-lhe qualidades mais ativas e quentes, e o resultado é que sentimos os rins estimulados e a energia vital circulando melhor. Mas se o sal for excessivo, o pique se transforma em agressividade e o freguês pode ficar mal-humorado, mesquinho, avarento, mal dos rins, dos ossos, do coração e do espírito. Chega?

O risco é desnecessário, porque outra parte da humanidade vive muito bem sem sal. Seu principal componente, o sódio, é abundante em carnes de todos os tipos, ovos, frutos do mar, algas marinhas, nabos, beterrabas, aipo e folhas verdes em geral. E, como deficiências de sódio em seres humanos são muito raras, é pouco provável ouvir um médico recomendando que se coma mais sal. A menos que ele seja chinês ou indiano e esteja usando o sal (marinho, não refinado) como um remédio para seu paciente viver de forma mais centrada, lúcida, pé-no-chão.

Com a popularização da comida japonesa, muita gente aumentou grandemente seu consumo de sal. O shoyu, tempero obrigatório de sushis, sashimis e pratos quentes, é um molho feito de soja, trigo, água e sal fermentados durante um certo tempo. Mas aqui temos algo mais: um realçador do sabor chamado monoglutamato de sódio, MSG, comercialmente, *aji-no-moto.*

Ele é semelhante ao ácido glutâmico, neurotransmissor que temos em quantidade diminuta no cérebro. Quando consumido com comidas e bebidas, o MSG amplia a sensação do sabor de carnes, aves, peixes e vegetais. Só que faz isso excitando nossos neurônios e, em grande quantidade ou uso continuado, excita os neurônios a ponto de destruí-los. Por isso ganhou recentemente, junto com o adoçante aspartame, a classificação de excitotoxina.

Somente os mais sensíveis têm reações peculiares ao glutamato: sensação de queimadura pelo corpo, pressão lateral na cabeça e formigamento. É a "síndrome do restaurante chinês ou japonês", onde alguns cozinheiros usam glutamato demais para que as coisas fiquem gostosas. E elas ficam.

No livro *Excitotoxins: The Taste That Kills* (Excitotoxinas: o sabor que mata, ainda sem tradução no Brasil), o autor Russel L. Blaylock, médico, aponta o glutamato, o aspartame e todos os tipos de proteína hidrolisada de soja como co-responsáveis pelo desenvolvimento ou agravamento de enxaquecas, convulsões, distúrbios endócrinos e psíquicos, dificuldades de aprendizado, desenvolvimento neuronal anômalo, rompantes de violência, certos tipos de obesidade – e especificamente doenças como Parkinson, Alzheimer, Hungtinton e esclerose lateral amiotrófica. Também cita casos de morte súbita decorrente do acúmulo de excitotoxinas no cérebro.

Mas não pense que o restaurante japonês é o local do crime, porque lá você sempre pode usar menos shoyu e pedir para não colocarem *aji-no-moto* na sua comida. Pior é o que se compra no supermercado. O glutamato de sódio está escondido atrás das seguintes expressões: proteína vegetal hidrolisada, proteína vegetal, proteína de soja, extrato de proteína de soja, extrato de soja, proteína texturizada, proteína concentrada ou isolada de soja, caseinato, extrato de levedo, flavorizante natural e realçador de sabor, entre outros. Se houver alguém com asma em casa, cuidado: o FDA, agência norte-americana que controla drogas e alimentos, não acha seguro asmáticos ingerirem glutamato.

Agora, a boa notícia: se você já sabe onde mora o perigo, fica mais fácil passar por ele. Não precisa parar de usar sal nem molho de soja, basta saber usar. Não há japonês que encharque seu sushi de shoyu como se faz por aqui. Como diz o ditado, "A diferença entre o remédio e o veneno está na dose". E a vida, afinal, merece ter graça.

Macrô

Muitos anos atrás, quando mudei minha alimentação, tinha como referência central a macrobiótica. Mastigava cada garfada até não haver mais nada na boca, e devorava os livros que prometiam a saúde e a felicidade através de alimentos integrais, vegetais variados, pouquíssimos feijões e carnes, muita verdura – e nenhuma sobremesa. Café e chocolate, nem pensar: muito yin.

Meu restaurante predileto era o Caminho da Roça, no Leblon, Rio de Janeiro, a dois passos de casa.

Em pouco tempo comecei a ajudar na cozinha uma vez por semana. Já cozinhava havia anos, mas foi lá que aprendi os truques. Diariamente encontrava a turminha, homens e mulheres de todas as profissões, gente jovem e gente idosa, ilustres desconhecidos ao lado de futuros famosos como Fernando Gabeira e Cássia Kiss.

A mesa grande que nos acolhia parecia a conferência dos especialistas em causas e efeitos, com seus yin pra cá e seus yang pra lá. Todos estudavam. Cada um tinha mais ou menos as mesmas razões para estar se privando da comida comum: voltar à saúde, manter a saúde, não adoecer.

Mas havia outra razão, oculta: uma comidinha macrô, bem-feita, vicia. Não só porque produz bem-estar. É que a gente se acostuma a comer o arroz de panela de pressão e não quer mais saber de outro, porque ele fica ao mesmo tempo macio e consistente, glutinoso, como se cozinhasse de dentro pra fora. Com um gersalzinho por cima, então...

Gersal, para quem não sabe, é gergelim ligeiramente torrado e moído com sal. Não pode torrar demais porque o óleo da semente de gergelim queima e faz um mal danado à vesícula. O sal tem que ser marinho, para conter minerais que o sal refinado não tem. A moagem pode ser no pilão ou no liquidificador. A receita tradicional diz que a proporção correta é uma parte de sal para oito de gergelim, mas pode-se fazer bem menos salgado.

Junto com o arroz, um punhadinho de salsa picada. A salsa é dos verdinhos mais saudáveis que há, nutritiva, alcalinizante. Está para o arroz integral assim como a cebolinha verde está para a sopa de missô: indispensável. O missô é a massa salgada e fermentada de soja que limpa pulmões e intestinos, prepara a digestão, acalma o estômago. Já notou que os japoneses sempre abrem a refeição com *missoshiro*? Pois é: caldo de vegetais ou simplesmente água quente, mais um pouquinho de alga marinha, outro pouquinho de tofu e um punhado de cebolinha; desmanche uma colher de missô ali dentro, e bom apetite!

Tofu, vinte e tantos anos atrás, precisava explicar que era queijo de soja. E que, sendo a soja um feijão muito ácido, seu consumo tinha que ser limitado. Seus derivados mais saudáveis, porque fermentados, sempre foram apenas quatro: missô, shoyu, *tempê* (um pé-de-moleque branco com gosto de peixe) e *natô* (fácil de encontrar em lojas japonesas). Cozinhar a soja como feijão, nunca. Comer proteína texturizada de soja, ou seja, bagaço da extração industrial do óleo, jamais. Um pouco de tofu de vez em quando, sempre com outros vegetais, tudo bem, mas tomar leite de soja nunca foi indicado como saudável. O tempo passou, a indústria da soja cresceu, criou-se o mito de que consumir soja é bom – e hoje é mais necessário ainda explicar que não se deve comer tanta soja.

Agora só há um bom restaurante macrô no Rio de Janeiro, o Metamorfose. Lá continuam se encontrando para almoçar pessoas de todas as idades e profissões, desconhecidas e famosas, veteranos ao lado de novatos. Ao longo dos anos mudou alguma coisa na comida – há mais salada fresca, mais molhos, alguns feijões além do azuki, cardápios novos e criativos. Mas continua sendo uma comida sofisticada, com aquele arroz especialíssimo de panela de pressão, o gersal bem-feito, verduras e vegetais saborosos, quitutes inacreditavelmente delicados. Tudo dentro de uma linha alimentar bem definida que produz restaurantes semelhantes em qualquer lugar do mundo.

Restaurantes que são ao mesmo tempo uma escola, um navio e um porto: permitem aprender, viajar e voltar para casa. Não importa quantos continentes e quantas comidas diferentes se possa percorrer. Quando for preciso, o arroz integral estará lá – para ser bem mastigado e fazer a gente sentir-se saudável outra vez.

E-mail

Sabores da vida podem vir de muitas formas. Recebo um e-mail que pede para ser publicado aqui:

Oi, Sonia, escrevo para dizer para suas leitoras uma coisa da minha experiência pessoal. Estou com 40 anos, moro sozinha no Rio de Janeiro e não tenho quem cozinhe para mim. Houve um período em que, além de trabalhar, eu estudava à noite e dedicava pouco tempo a pensar no que ia comer, fora e dentro de casa; então comia muitas coisas fáceis de comprar e consumir – biscoitinhos, requeijão, torradas, porcaritos e afins.

No intervalo das aulas jantava cappuccino com pãozinho de queijo. Enfim, me alimentava quase que só dessas coisas deliciosas que a gente come principalmente quando não pensa.

Essas comidinhas são que nem televisão, dão um certo torpor. Eu fiz Psicologia e numa determinada aula falaram que existem três tipos de drogas: as alucinogênicas, as excitatórias e as saciatórias, e a comida pode ser incluída entre as saciatórias, junto com barbitúricos e álcool (que na primeira fase excita mas depois entorpece). É o gostoso da gente ficar largada, como se estivesse relaxada, mas na verdade o que está acontecendo é todo um esforço a mais do organismo para dar conta de tanta coisa.

Com o tempo comecei a inchar e a ter menos disposição na hora de acordar. Me sentia pesada, como se nunca houvesse tempo suficiente à noite para digerir tudo o que tinha consumido. Engordei pelo menos um quilo por ano. Tinha muita prisão de ventre. Estava chegando a um limite, me sentindo muito mal, insatisfeita com a minha sensação e com a forma corporal. Tinha me viciado naquela comida e precisava fazer uma coisa radical para mudar – uma coisa que envolvesse mudança de hábito e de crença mesmo. Resolvi me informar e levar a sério a informação.

De tudo o que vi, o que mais me atraiu foi a idéia de comer mais vegetais e me alimentar só de líquidos e frutas até o meio-dia. Comecei a incluir na minha rotina ir uma vez por semana à feira. Passou a ser uma atividade que me dá o maior prazer, é como ir à praia. Gosto de escolher as frutas, as verduras, ver que a oferta muda de acordo com a época. Adoro descobrir o nome dos vegetais e pergun-

tar ao feirante como se faz, se é para comer cru ou cozinhar – os feirantes em geral gostam de comer o que vendem.

E aí, quando sinto fome ou vontade de comer, tenho muita escolha de frutas e vegetais, em casa e no consultório. Não dá tempo de ficar tomando conta do fogão, mas soube de uma panela elétrica que cozinha arroz japonês e comprei. Nela faço arroz integral, colocando 50% mais água do que para o arroz branco, umas fatias de gengibre e uma colherinha de sal para conservar os minerais; quando está pronto ela desliga sozinha e eu como com gersal e salsa. Nunca bebo líquido nas refeições e não misturo proteínas com carboidratos, o que se mostra muito fácil de seguir até nos restaurantes de comida a quilo.

Ah, outra coisa importante: aprendi a comer com menos sal. O excesso me fazia reter muito líquido.

De sobremesa gosto de fazer vodus de frutas – espeto cravos nas maçãs, nas peras, nos pêssegos (que são meus favoritos), nas bananas, tudo com casca, e ponho para cozinhar abafadinho, com o fogo bem baixo. Isso porque no inverno percebi que é melhor comer a fruta quente. No começo comia tudo cru, mesmo que o tempo estivesse frio. Aí sentia mais frio que o normal e mais tendência a me gripar.

Também gosto de tomar missoshiro *antes de comer. Fervo uma cebola, um alho-poró ou qualquer outro vegetal, desmancho o missô e acrescento cebolinha verde. É ótimo para os intestinos e dá muita energia no frio.*

E é isso, Sonia, que eu queria dizer, porque acho que pode ajudar as pessoas que te lêem. Ter uma geladeira cheia das coisas certas significa emagrecer e ficar em forma, física e mentalmente. É você escolher e não ser escolhida pela comida. Posso dizer que isso mudou minha vida.

Um abraço,

Solange

Adorei, Solange. Um abraço para você também!

Primavera

Enfim primavera. Acontece todo ano, mas sempre parece um presente especial da natureza. O céu azul cristalino, árvores muito verdes com suas folhinhas novas, ipês em flor, brisa fresca trazendo a manhã: tudo vibra e se oferece ao prazer dos sentidos.

Enquanto inverno é recolhimento, primavera é grande expansão. Tudo germina, aparece, toma forma. A semente que estava trancada na terra solta seu broto e vira planta muito depressa. Por isso se diz que primavera significa começo, criação.

Há uma excitação no ar que dá vontade de sair beijando, é o desejo em movimento. Água, Madeira, Fogo, Terra e Metal formam o anel da vida. O desejo nasce no elemento Água, mas só se manifesta em Madeira, que governa os genitais e expressa todo o seu poder na primavera. Isso contagia os outros sistemas energéticos. Fogo comanda os sentimentos, produz os fluidos necessários e libera a língua e os ouvidos. Terra entrega a boca, os lábios, as palavras e os pensamentos. Metal entra com respiração, olfato, pele, pêlos.

Isto é uma explicação taoísta. O taoísmo, que predominou na China durante 20 séculos, considera que comida e sexo são caminhos importantes para a iluminação. Um texto clássico a respeito de nutrir e prolongar a vida diz: "Por muito que façam exercícios respiratórios e de circulação interna, aqueles que não conhecem a raiz da vida são como árvores de ramos grandes e folhas luxuriantes, mas nenhuma raiz. A raiz da vida está nos assuntos da alcova."

Outra passagem conta que Fu Hsi, o primeiro imperador da China, perguntou a seu mestre se deveria abster-se de sexo. Su Nü, o mestre, respondeu: "Se você não copular, o *shen* (espírito) e o *chi* (energia) vão ficar bloqueados e obstruídos; como poderá alcançar um estado de saúde perfeito?" Outro mestre, Peng Zu, dizia que o homem não quer estar sem mulher. "Se tiver que viver sem ela sua mente vai ficar inquieta, o que deixará o espírito fatigado e encurtará sua vida."

Lao Tsé, o grande filósofo taoísta, via a união harmoniosa dos sexos como o caminho da saúde e da felicidade. Via também a importância da mulher. Identificava o Tao como mãe do universo e orientava seus alunos a aprenderem com o princípio feminino, valorizarem o yin acima do yang e cultivarem receptividade e humildade, atributos femininos.

A mais alta iniciação do budismo tântrico, Kalachakra, culmina no abraço de Kalachakra e sua consorte, representando a união do êxtase com o vazio. O taoísmo chama esse abraço total de *bao yi*, "abraçando o Um".

Esses mesmos mestres observavam e classificavam os fenômenos do universo para compreendê-los. Compreenderam que tudo é impermanente. Que tudo se move através de ciclos. Que o que move tudo é a energia gerada pela interação yin/yang, vazio/cheio, frio/quente, receptivo/penetrante. Impermanente como a flor que ainda ontem enfeitava o ramo. Cíclico como a semente dessa flor que cai na terra, vira planta e dá mais flor. Interativo como fazer amor.

E se é assim, façamos!, como diriam cantando Elza Soares e Chico Buarque (na versão de Carlos Rennó, "Façamos", para "Let's Do It", de Cole Porter). A primavera libera a energia sexual em benefício da saúde do corpo, da mente, do espírito.

Mas os mestres também advertem: relações impulsivas, ou compulsivas, só levam ao esgotamento do desejo. Melhor evitar o desperdício e pensar até em fazer uma poupança, permitindo que essa excitação boa circule e se amplie. Como? Exercitando a musculatura do períneo, por exemplo – contraindo os músculos lá de baixo sempre que a excitação vier, como se fosse para interromper um xixi abundante. Essa contração pode durar de um a dois minutos, ou menos, durante os quais se respira normalmente, e funciona para homens e mulheres. Nos homens estimula a qualidade da ereção, nas mulheres amplia a lubrificação e o orgasmo. Com sorte, chega-se a um orgasmo de corpo inteiro. Que tal?

Sanduíche

Deve ser velha como a humanidade a vontade de comer "qualquer coisinha" – essa coisinha significando algo leve e gostoso, suficiente para satisfazer uma fome pequena. Para não sujar as mãos nessa hora, os japoneses enrolaram coisinhas numa folha feita de algas marinhas e inauguraram o sushi. Árabes e hindus desenvolveram o pão boina, ou *chapati*, chatinho e oco por dentro, sob medida para abrigar recheios molengos como pasta de grão-de-bico, lentilhas ou berinjela.

E um tal de Lord Sandwich virou lenda ao permanecer 24 horas numa mesa de jogo, comendo durante esse tempo fatias de carne entre duas torradas, algo muito extravagante na época. Eis aí o nosso sanduíche.

Muita pedra rolou até surgir o sanduíche natural, ali por 1970, que chegou com uma aura de "tudo que é natural faz bem". Levava pão integral e recheios naturebas substituindo os tradicionais rosbifes, salames, presuntos e mortadelas: ricota com cenoura ralada, ricota com ameixa preta, ricota com brotinhos de alfafa... Muita ricota! Aí, alguém decidiu que atum de lata e maionese também eram naturais, então surgiu o sanduíche natural de atum, e a palavra "natural" ficou desmoralizada para todo o sempre.

Pois aqui estão umas receitinhas de sanduíches (não vou dizer naturais, embora o sejam) diferentes e muito saborosos. O melhor pão para eles é o integral, feito de farinha fresca, moída em moinho de pedra, sorte de quem encontrar. Guardado na geladeira e levemente torrado para o sanduíche. E os recheios, vamos lá:

Cheiro-verde temperado: tem salsa e cebolinha fresca em casa? Experimente cortar miúdo, mais salsa do que cebolinha, somente a parte verde; tempere com azeite de oliva extra virgem, uma pitada de sal e gotas de limão; guarde tampado na geladeira, melhor num pote escuro. Dura até uma semana, e você põe um pouco em sua comida ou recheia seu sanduíche na hora em que bem entender. São folhinhas gostosas que nutrem o sangue, limpam o tubo digestivo, regulam a acidez, combatem micróbios e mais...

Cogumelos shiitake com cebolinha verde: corte fora os talos dos cogumelos frescos, lave e enxugue se for necessário e refogue em pouco azeite, ou óleo de gergelim, um minuto de um lado, um minuto do outro, mais um minuto num molho com partes iguais de shoyu, água e vinho branco ou saquê doce. Retire os cogumelos, coloque no molho a cebolinha verde, cortada em pedaços grandes e incluindo a parte branca; deixe ferver uns minutos. Arrume os cogumelos no sanduíche e ponha a cebolinha com molho por cima.

Purê de abóbora com verdinhos frescos: a melhor abóbora para isso é a japonesa. Basta cozinhar – com casca –, e amassar com o garfo, para depois temperar com azeite, limão e sal e completar com salsa e cebolinha picadas, ou outras folhinhas como manjericão ou hortelã. É meio doce, mas é salgadinho também. E a casca, sem os crocotós que às vezes tem, é muito saborosa e de textura interessante.

Mexicano (feijão-preto, pimentão, tomate, azeite, coentro): sobrou feijão? Amassar no garfo, misturar com pedacinhos de pimentão e tomate, coentro picado, azeite e uma pimentinha para dar um clima. Pode substituir por qualquer tipo de feijão, lentilha, grão-de-bico.

Mediterrâneo (folhas diversas, tomatinhos, azeitonas, rabanetes e molho): rasgue as folhas em pedaços pequenos, abra os tomatinhos e retire as sementes, corte os rabanetes em rodelas, descaroce as azeitonas e misture. Junte salsa e cebolinha picadas. Tempere com azeite extra virgem, alho bem socado, um toque de mostarda, sal e limão ou vinagre (balsâmico, de vinho, de maçã, de arroz).

Maionese de cenoura: cozinhe duas cenouras médias em pouca água, ou no vapor, pique e bata no liquidificador com uma colher de azeite, um dentinho de alho, uma pitada de sal e outra de noz-moscada. Ela substitui bem a maionese convencional e funciona sozinha como recheio. Também é uma delícia como molho de macarrão e de salada, e dura bastante na geladeira. Combina muito com o cheiro-verde temperado, você vai ver...

Falar com o coração

Seu nome é Ana Frota. Carioca, fonoaudióloga e sagitariana. Seu dom: percorrer com as pessoas todos os passos entre a voz e o que ela expressa, passando por lugares esperados como a garganta e inesperados como pulmões, coração e mente.

Faço logo uma consulta:

– Quando fico tensa minha voz vai sumindo até me deixar sem nada...

E ela, direta como um sagitário:

– Não é a sua voz. O que vai ficando tenso e some é a sua respiração. O peito fica sem poder se expandir.

– Como é a voz da alegria?

– É enorme – ela diz.

– Eu quero viver! Na tristeza, que é o oposto da alegria, tenho pouco ar, quero morrer. Respiro cada vez menos e a voz some junto. Também, se a minha voz vai sumindo, é porque eu não quero que passe por nenhum sentimento. Porque a gente sente no peito. Sente no peito e pensa com a cabeça.

Antes que eu me recupere da sensação de muita informação nova de uma vez só, ela põe um livro na minha mão e diz:

– Quero que você leia alto isto aqui.

Leio deliciada um texto de Clarice Lispector. Depois outro de Pablo Neruda. Aqui e ali Ana Frota faz uma observação, pede para repetir, mostra que a voz está subindo quando devia descer. Manda ler como se 20 pessoas estivessem na sala. Depois me dá um exercício para fazer todos os dias de manhã, ainda deitada, sem travesseiro: inspirar fundo e soltar o ar devagar pela boca, olhando para o teto.

– Para despertar o diafragma – diz ela –, para avisar que estou viva.

Viva e pensando: por que, quando estou nervosa, minha voz vai ficando cada vez mais aguda? Ana diz que a voz foi para a cabeça. Perdeu o contato com o peito e o baixo-ventre, porque não estou respirando bem.

– A respiração é a base da fala. Se não respirar bem, a voz não chega a lugar nenhum. Quando eu respiro legal, o peito e o baixo-ventre estão se comunicando. Na inspiração empurro o diafragma e ele vai massagear as vísceras. Toda a minha parte sensual, sexual, tudo lá dentro é trabalhado. Quando expiro e ele volta para o ponto zero, trabalha a área do peito – pulmão, timo, coração, traquéia.

Diafragma é o nome do músculo que separa a cavidade abdominal em duas. Philippe Campignion, autor do livro *Respir-Ações* (Summus), diz que ali está a caixa preta das nossas emoções.

E então, falar é mais do que falar. A voz sozinha já revela muita coisa. E ainda tem a palavra dentro – o som, o significado, a articulação, o ritmo e a vontade de chegar ao outro. Fora o jeito de falar, que às vezes muda tudo, inverte o sentido.

Falando a pessoa se revela. Se a fala é hesitante, deixa dúvida. Se é firme e clara, está falado. Sim é sim, não é não. A grande questão é que essa palavra clara tem que sair do meio do peito, bem do lugar onde moram as emoções e tudo o que se pode chamar de eu. E muitas vezes a gente tem medo de falar a partir daí, de se expor, dizer o que sente...

– A pessoa que fala conscientemente pode se colocar melhor. Ela vai se machucar mais? Vai, porque se expõe mais. Mas também vai ter mais prazer, porque 90% das vezes as outras pessoas estão dispostas a trocar. Ou, pelo menos, a receber, o que já é uma abertura.

E quando a gente fica rouca de repente? Ela diz que é porque a garganta trabalha em seco. Sempre que a gente pensa as cordas vocais se mexem, inclusive no sono. Uma pessoa que está muito preocupada é capaz de ficar rouca de tanto não falar. Melhor falar logo, cantar, no mínimo respirar fundo. Pode ser também que a rouquidão repentina venha de uma secreção que sobe e forma como que uma membrana de muco sobre as cordas vocais. Para Ana Frota, não há mistério algum aí: a pessoa está fechando seu canal de comunicação. É uma forma de dizer: Não me incomodem, me deixem em paz.

Última pergunta: E se eu não estou num bom momento mas sou obrigada a falar, que é que eu faço?

– Primeiro solto todo o ar que tem dentro de mim. Aí puxo ar lá para o baixo-ventre, alargando meu pulmão, e começo a falar devagar. Quando percebo, já estou falando e não foi tão difícil. As pessoas pararam para me ouvir. Agora, se você tentar falar num tom acima do seu, que é uma coisa estranha a você, estará sendo falsa. Não vale a pena. Você tem que ser pessoal. Se não for, não percebe o outro, e a recíproca é verdadeira. A impessoalidade na voz só funciona se você não quiser que ninguém se aproxime. Aí, não dá outra: fecha um muro em torno de si.

Água

Não sei vocês, mas eu fico muito esquisita quando não tomo banho de manhã. Nem digo aquele banho de sabonete, esponja e xampu, pelo qual geralmente se anseia quando o corpo está suado ou sujinho mesmo, ou que precede um encontro importante, uma festa, uma roupa nova. Ou o banho da noite, calmante, que deixa o corpo gostoso para entrar nos lençóis limpinhos. Ou ainda a ducha rápida que refresca o corpo no calor do verão. O caso aqui é mais simples: a falta que faz simplesmente entrar na água antes de abrir os serviços do dia.

Notei isso numa tarde em que estava tudo muito bem, exceto por uma sensação esquisitinha que insistia em não passar. Parei, escarafunchei um pouco a memória, lembrei que tive uma sucessão de tarefas matinais e esqueci do banho. Foi só entrar embaixo do chuveiro que tudo passou.

Mãe água! Só pode ser porque viemos dela, vocês conhecem a história? O planeta era uma bola de fogo. Ao redor existiam livremente os gases de hidrogênio e oxigênio. Um dia eles se combinaram em H_2O e choveu. O fogo da superfície apagou, formaram-se mares e rios, e o resumo da história é que, até onde a ciência alcança, somos o único planeta com água nesta galáxia.

Da mistura de cinzas com água surgiu a vida. A Terra é 78% água, nós também. A água nutre, limpa, lava, refresca, aquece, acalma, estimula. Serve para fazer chá e para fazer gelo. Para sauna a vapor e para neve. É o único elemento que tem tripla personalidade: sólida, líquida e gasosa. Falta pouco para ser considerada a substância mais preciosa do mundo, pois já está escassa em muitos lugares. E nós aqui, bastando abrir a torneira para que ela jorre num banho mágico, estamos com tudo.

Essa conversa rola na mesa do almoço em torno de um peixe (viva a água!), e uma das mães presentes revela seu segredo para resolver questões dos filhos: banho. Indisposto? Banho. Nervoso? Banho. Chateado? Banho. Manhoso? Banho.

A poeta Alice Ruiz comenta que, quando seu primeiro filho nasceu, ela tinha apenas 23 anos. "Foram minha mãe e minha tia que, me passando *a priori* um atestado de incompetência, assumiram o primeiro banho dele. Assistindo, aprendi a parte técnica, mas percebi que ele se assustou e resistiu quando o colocaram na água. Isto é, aprendi também como não se faz. Então, quando minhas filhas nasceram transformei seu primeiro banho em pura delícia. Elas podiam sentir – as crianças sempre podem – que eu estava calma e passando segurança. Aconchegando no colo, falando com elas, sorrindo, comecei a molhar os dedinhos dos pés. O contato com a água como uma continuação do carinho. E quem pode dizer que a água do banho não é puro carinho?"

Constatando que para as duas filhas o banho sempre foi uma fonte de prazer, enquanto para o filho era o contrário, Alice avisa: "O primeiro banho, assim como todas as experiências inaugurais, a gente nunca esquece. Para o bem e para o mal."

Na linha "água cura tudo" já se produziu muita coisa. Banhos de mar, de águas minerais e de lama sempre fizeram sucesso. Receita mágica: alternar sete banhos de água quente com sete banhos de água fria, um minuto cada, terminando com água fria, para recuperar energias após uma noite em claro. Enrolar-se num lençol molhado para curar qualquer indisposição. Aplicar um lenço úmido na barriga quando houver desconforto abdominal. Tomar banho de água salgada para livrar-se de más energias, deixando a água secar no corpo. Idem à noite, contra os calores da menopausa ou do verão mesmo. Banhos de assento tratam questões do ventre. Escalda-pés eliminam cansaço e fraqueza. Sauna a vapor faz suar as impurezas e limpa a pele. Beber água aos golinhos tira dor de cabeça. Inalação de vapor desobstrui as vias respiratórias. Lavar o nariz por dentro com água morna salgada impede sinusites. Gargarejar com essa água manda embora a inflamação da garganta. A lista é infinita: além de ser nossa mãe, a água também é senhora de todas as virtudes.

E é por isso que andei pesquisando, sem sucesso, a origem da expressão desaforada "Vá tomar banho!". Sendo o banho uma coisa tão boa, como pode alguém se ofender com isso e ainda retrucar: "Vá você!"?

Festa

Vai chegando o fim do ano e junto com ele um desafio: sobreviver ao festival de almoços, jantares, ceias, chopinhos e champanhes que caracteriza o período. Sem reclamar, porque ninguém pode achar ruim a liberação geral para beber e comer coisas deliciosas: é de lei, festa é festa. Existe para romper padrões, subverter o cotidiano, permitir o proibido.

Essa tradição vem de quando éramos tribos e acreditávamos descender de um determinado animal. Ele virava um tabu, era proibido caçá-lo.

O totem que o representava tornava-se símbolo de proteção e veneração na aldeia. Entretanto, num determinado dia do ano, a situação se invertia e a tribo inteira era obrigada a participar da caça ao animal totem, e num grande banquete tribal todos tinham que comer um pedacinho de sua carne para renovar seus laços de parentesco com ele.

Daí em diante, muitos rituais comemorativos e celebrações religiosas foram se estabelecendo, principalmente por motivos ligados às estações do ano, às colheitas e aos deuses de cada povo e época. Festas e festivais quebravam a monotonia, davam mais sentido à vida e harmonizavam a comunidade, que compartilhava a fartura de comida, bebida ou ambos.

Dois mil anos atrás, na época do nascimento de Jesus, existiam em Roma as saturnais. Eram sete dias de festas em homenagem a Saturno, o deus da agricultura. Começavam em 17 de dezembro e se estendiam até o dia 24, marcando o meio do inverno, o momento em que os dias voltavam a ficar mais longos. Eram as festas mais alegres do ano. O trabalho parava, o comércio fechava, escravos tinham a liberdade de dizer e fazer o que quisessem, várias restrições morais eram suspensas e havia farta troca de presentes.

A razão pela qual o nascimento de Jesus é comemorado no dia 25 de dezembro nunca ficou bem clara, mas acredita-se que os primeiros cristãos queriam fazê-lo coincidir com esse momento de grande liberação – e também de grande esperança, já que o sol voltava a conceder a todos os seres a graça de ficar mais alto no céu, anunciando a proximidade da primavera. Tanto assim que dali a pouco, no primeiro dia de janeiro, já era celebrado o ano-novo romano, com casas enfeitadas, fogueiras e lanternas acesas e mais distribuição de presentes às crianças e aos pobres.

Aqui, entre nós, é verão. Seguindo a tradição do hemisfério norte, trazida pelos portugueses, comemos e bebemos como se precisássemos nos esquentar: assamos carnes e castanhas, nos fartamos de nozes, avelãs e frutas secas, regamos tudo com generosos vinhos e champanhes. Enfeitamos as portas com raminhos verdes de plantas que nem existem aqui e que simbolizam a sobrevivência no rigor do inverno, acendemos luzes que representam o calor do fogo. Mas tudo bem, sempre se pode ligar o ar-refrigerado. E passar os dias seguintes comendo mais frutas frescas e saladas, e bebendo água, muita água – o que também não deixa de ser uma festa.

Não precisamos mais de deuses agrícolas. Nossos valores são outros. Não temos animal totem e a maioria das restrições morais está suspensa há muito tempo. A bem da verdade, a festa já rola solta o ano inteiro.

O que talvez possa fazer diferença, para nós, é a consciência de comemorar o nascimento de um ser iluminado que deixou uma marca de infinita compaixão e bondade. Ao contrário do que parece, "comemorar" não tem a ver com "comer". Tem a ver com memória – que é ter nítido na mente o que se quer lembrar.

Compaixão é a compreensão que se tem do sofrimento, nosso e do outro, junto com a vontade de fazer alguma coisa para aliviar. Bondade é a maciez da alma, a doçura do gesto, a palavra amorosa.

O Natal está aí para todos, mas escolher é privilégio de cada um. Vamos dar sentido à nossa festa.

Detox

Aparece como um ligeiro mal-estar, uma dorzinha de cabeça, um resfriado. A maioria das pessoas vai dizer algo tipo "Acho que estou pegando uma gripe". Já os mais informados vão olhar para trás, pensar nos excessos das últimas semanas e entender logo: são os primeiros sinais de uma pequena intoxicação. Que, se for bem resolvida, não vai passar disso. E se não for, pode virar qualquer coisa – até uma bela gripe, daquelas que deixam a gente de cama.

Esta é uma chave para entender o funcionamento do corpo e evitar doenças: tudo o que é excessivo produz toxinas que devem ser postas para fora. Se possível, através dos intestinos e da bexiga, que são nossos grandes faxineiros, mas também através dos pulmões, que estão o tempo todo renovando o nosso ar, e da pele, que nunca produz uma coceirinha sem ter lá suas razões.

Uma intoxicação pode ser escandalosa, quando vem de uma comida estragada que já entra na gente com uma coleção de bactérias dançando forró e vai logo produzindo vômitos e diarréia. Mas pode ser discreta. Lenta e gradual. Exatamente como a que a gente arranja no final do ano, se não prestar atenção. Como diz Susana Ayres, acupunturista de Campinas acostumada a um aumento de consultas nessa época, a soma de fatores altera muito o produto.

"O que a gente mais consome no Natal e no réveillon são alimentos energeticamente quentes, preparados no forno, inadequadíssimos para o verão – carnes assadas, bolos, tortas, todos deliciosos e irresistíveis. Acompanhados por maioneses, castanhas e frituras, que acrescentam umas gordurinhas fatais. Mais os docinhos que não admitem recusa. Mais vinho, cerveja, refrigerante e muita champanhe na hora do brinde. Soma-se a isso o fato de tudo ter sido preparado muito antes, esperando fora da geladeira por horas, o que permite a proliferação de bichinhos. E por fim a questão de estarmos comendo muito tarde, num horário em que o corpo geralmente não processa bem os alimentos."

Bom, mas e aí? Então não se festeja? Claro que sim, ora. Mas já sabendo que para todo veneno há um antídoto.

Susana diz que podemos pensar em três níveis de intoxicação: leve, moderado e forte.

O mais leve dá sintomas como irritabilidade, sonolência, alguma coisinha na pele, gases intestinais, prisão de ventre ou diarréia, gripes e resfriados, distúrbios leves de menstruação. "Nessa situação bastam uns ajustes na dieta alimentar, eliminando por alguns dias os laticínios, produtos animais e açúcar e aumentando o consumo de vegetais, frutas, sucos, água e chás como banchá, chá verde, capim-limão, erva-doce, camomila e hortelã", diz ela.

Uma intoxicação mais consistente já produz sintomas que se repetem, como gastrite, enxaqueca, labirintite, tontura e enjôo, constipação intestinal acentuada, parasitose, anemia, colesterol alto, sinusite, alergias de pele ou respiratórias. Também se enquadram nessa fase dores articulares sem causa definida, tendinites, distúrbios menstruais, hormonais e tensão pré-menstrual. Aí, Susana costuma orientar para uma dieta de desintoxicação mais longa, de no mínimo um mês, para restabelecer as defesas do organismo. E, se houver parasitose, poder tratá-la.

A intoxicação grave já é a doença propriamente dita. Xô, doença!

Um banho desintoxicante, tomado uma vez por semana, ajuda a eliminar os males enquanto se depura o sangue com as comidinhas santas. É de banheira e se faz assim: na água bem quente, dissolva meia xícara de bicarbonato de sódio, ou sal de fruta, ou sal marinho. Fique de molho por 15 minutos e depois esfregue o corpo inteiro com uma bucha. A água vai ficar turva de tanta toxina que sai.

E assim tudo vai ficando normal de novo. Pois, como já dizia Jesus há 20 séculos: "Se deixas sair o que está em ti, o que deixas sair te salvará; se não deixas sair o que está em ti, o que não deixas sair te destruirá."

Coco

O que é, o que é? Nutritivo, gostoso, barato, faz bem e todo mundo gosta. É de comer mas também se bebe, e como. Serve a doces e a salgados, tanto verde quanto maduro. Tem gordura mas não faz mal. É cheio e vazio ao mesmo tempo. Vem de uma palmeira linda, que inspira canções, dá sombra, suas folhas fazem um barulhinho gostoso ao vento e brilham muito ao luar...

Pois é, o coco!

Já era nosso queridinho há muito tempo, mas atualmente está na crista da onda porque a ciência da nutrição descobriu nele mais qualidades excepcionais – principalmente em seu óleo: quando extraído a frio, portanto virgem, é considerado escandalosamente bom. Seu uso na comida mostrou ajudar a perder peso, aumentar a imunidade, controlar a diabete, acelerar o metabolismo, reduzir os problemas de tiróide, combater infecções por protozoários, bactérias, vírus e fungos (inclusive giárdia, hepatite C, herpes e candidíase), estimular a digestão e a absorção de nutrientes, nutrir a pele, evitar rugas, reduzir o colesterol e os riscos de doenças cardíacas, câncer e obesidade. É antiinflamatório, beneficia os intestinos e triplica a energia física com menos calorias que as gorduras convencionais.

Mas a gordura do coco não é saturada?, perguntarão os mais atentos. É. Só que, ao contrário da gordura saturada das carnes, por exemplo, a gordura saturada do coco se compõe de ácidos graxos de cadeia média, considerados benéficos porque não são armazenados nas células, vão diretamente para o fígado e se transformam em energia. Além disso, gordura de coco não contém ácidos graxos trans, muito comuns em óleos vegetais, que aumentam o mau colesterol, e é rica em ácido láurico, elemento antimicrobiano que o leite materno produz para assegurar a imunidade do bebê às infecções. Daí que já existem dietas de emagrecimento e cura à base de coco. O que é ótimo, também, porque parasitas intestinais detestam coco.

Os americanos chegam até a falar no "milagre do coco", que estão importando das Filipinas. E nós, brasileiros, cheios de coco em casa! Estamos na República Livre do Coqueiro e ninguém sabe! Dele tudo se aproveita – tronco, fibra, folhas, brotos, flores, frutos, seiva. Fornece comida, bebida, álcool, vinagre, combustível, fibras para produzir cordas e cestos, tapetes, objetos, vasos. Não é só uma planta, é um consórcio de produção auto-suficiente!

Por aqui ainda não se encontra óleo de coco virgem para uso culinário. Melhor: vamos usando o coco natural, um luxo que os americanos não têm. Os efeitos sobre a saúde são os mesmos e o paladar sai ganhando.

Coco é bom de qualquer jeito. A água do coco verde é nutritiva e refrescante, com fama de dissolver até cálculos renais. Sua polpa, que começa a se formar, se come de colher. Quando já maduro, a água geralmente não é boa, a polpa grossa é que interessa, para comer aos pedaços quando der vontade.

Vale ralar o coco e misturar na salada, no arroz já cozido, no mingau, levar à mesa em potinhos para cada um fazer o que bem entender. Quer encantar as crianças? Corte em rodelas algumas bananas maduras e passe no coco ralado, para pegar com palitos.

Tirar leite de coco é fácil: para um coco descascado e cortado em pedaços (a película marrom pode ficar), ferva meio litro de água e bata junto com o coco no liquidificador; coe num pano de fralda, espremendo bem. Acrescente então ao ensopado de peixe, ao feijão, aos inhames cozidos – tudo o que é bom fica melhor com leite de coco. Até café com leite. De coco.

No Vegetariano Social Club, gostoso restaurante carioca, a chef Thina Izidoro inventou a sopa de abóbora com leite de coco e gengibre. A própria água em que você cozinha a abóbora (de preferência tipo hokaido, ou japonesa) vai ao liquidificador com o coco para extrair o leite, que depois será batido com os pedaços de abóbora. Quanto? Aproximadamente um quilo de abóbora para meio coco médio. Aí você leva ao fogo novamente mas não deixa ferver; junta uma colher de chá de sal e duas colheres de sopa de gengibre ralado e espremido; serve com folhinhas frescas de manjericão por cima.

Puro prazer.

Onde o vento faz a curva

Jericoacoara. Este nome tão sonoro, dizem que vem de *jacaré quarando*, por causa de uma pedra à beira-mar que parece um jacaré tomando sol. O lugar é selvagem como um jacaré. O vento não pára. As dunas andam. Cobriram um coqueiral em 20 anos. Cobriram Tatajuba, aldeia próxima que precisou reconstruir-se mais adiante. Se alguém ainda duvida de que tudo é impermanente, vá a Jericoacoara.

Fica no Ceará, quase chegando ao Piauí, mas pode-se dizer também que fica na esquina do mundo.

Toda hora chega um possante jipão 4x4 trazendo dinamarqueses, suecos, americanos, israelenses, italianos. Vêm conhecer essa paisagem de outro planeta, com seu jeitão de deserto, onde jegues, cabras, carneiros e porcos pretos sobrevivem pastando uma grama rala. Vêm conhecer também a praia, considerada uma das dez mais lindas do mundo. Subir a duna para ver o sol se pôr no mar, um momento de beleza mágica que fica nos olhos para sempre. E descer a duna para encontrar o povo todo brincando de ser feliz no fim do dia.

É roda de capoeira, futebol dos meninos, futebol das meninas. As crianças correm pra lá e pra cá, enquanto os pais bebem alguma coisa. Vacas passeiam. Tem gente que chega a cavalo. Do mar saem as pranchas de windsurfe e *kitesurf*, carregadas por moças e rapazes bem equipados, lindos, coloridos e excitantes como num anúncio de férias no paraíso. A praia rasa não é atraente para natação e mergulho, o vento e o excesso de areia não deixam; em compensação, Jeri virou capital mundial do windsurfe.

Junto com a fama, proliferam pousadas e restaurantes. E o que se come de bom em Jericoacoara? Peixe, camarão e lagosta, como em todo o Nordeste; feijão com arroz ou farinha, como em todo o Brasil; raras saladas verdes, porque quase ninguém faz horta; e por fim, de sobremesa, uma tortinha de banana sem igual no mundo.

Não é exagero. A receita, misteriosa, dizem que foi uma gringa quem deu. A massa é mais para fina, amarelinha; por cima entram as fatias de banana, também finas; e por fim açúcar e canela na medida certa. Você está acabando de almoçar e sente aquele cheiro. Que não vem da cozinha, mas da mulher que acabou de entrar no restaurante e destampar sua caixa de plástico, cujo interior guarda esse tesouro que só os realmente gulosos são capazes de apreciar.

A mulher pode ser uma de três: tia Maria, tia Angelita e Rosa. No meu primeiro dia, quem chegou foi Rosa. Na caixa havia também cocada e torta de abacaxi, que nem olhei. Sabia de onde vinha o cheiro.

E assim foi, confesso, ao longo de vários dias: sempre a tortinha de Rosa. As outras passavam, Rosa já tinha passado. Um dia não passou, comprei de tia Maria – um pouquinho diferente, mais crocante e ligadinha a massa, percebi mais açúcar e manteiga. Sem Rosa à vista, no outro dia provei a tortinha de Angelita, mas ó Rosa, cadê você? Fui atrás dela no pôr-do-sol, achei, tive que comer a segunda tortinha no dia. Confesso também que engordei.

Outra revelação de Jeri, para mim, foi o caju. Os cajueiros predominam na paisagem de uma forma impressionante, seguidos de longe por coqueiros e carnaúbas. No meio do deserto você vê uma mancha verde, quando chega perto é caju. A copa chega a ser tão grande que tem forró funcionando debaixo do cajueiro. Também vira dormitório depois do almoço, com redes penduradas nos galhos que engrossam como troncos, descem ao chão, sobem de novo. Aí você vai dizer que não gosta? Seria ofensa à natureza. Come o caju, bebe o suco e pede mais.

Às 10 da noite a vila está vazia, os restaurantes fecham. Você pega um livro e se recolhe para dormir.

No dia seguinte fica sabendo que o forró rolou até a aurora. Que as pessoas dormem depois que o sol se põe, e à meia-noite acordam e vão para a rua. Lá pelas quatro ou cinco, quando bate o sono de novo, tomam café com leite na Padaria Santo Antônio, comem um pãozinho quente – recheado com queijo, coco ou banana – e vão dormir.

Detalhe: a padaria só abre das duas às seis. Da manhã.

Viva o ócio

Antigamente, quando uma pessoa perfeitamente sã ia procurar o médico queixando-se de mil coisinhas, ele lhe receitava mudar de ares. Grande sabedoria: a mesmice cansa. Mesmo quem adora a serra precisa ver o mar de vez em quando, e vice-versa, do contrário enjoa. Por isso a sociedade organizada inventou períodos em que todo mundo é praticamente obrigado a suspender as atividades normais e entregar-se ao ócio. Ócio, lazer, repouso, vadiagem, sombra e água fresca. E a História mostra que as pessoas mais criativas e produtivas em seus setores são as que mais tiram férias.

Isso funciona porque há um significado nas férias que nem sempre fica claro – a quebra do padrão de comportamento. Tudo o que a pessoa está habituada a fazer para se garantir no dia-a-dia fica para trás, e ela se entrega à ventura de ser livre. Vai dormir em outras camas, comer outro tipo de comida no café da manhã, conviver com pessoas diferentes, ver novas paisagens e, naturalmente, dar novas respostas. Volta modificada.

Ou não, porque sempre é possível optar pelo que já se conhece e não representa ameaça. Ganha-se em segurança, perdem-se oportunidades preciosas de renovar o comportamento e expandir a personalidade. Viajar por qualquer lugar do mundo em excursão guiada, conhecendo o máximo de lugares no mínimo de tempo, é um exemplo desse espírito conservador. A viagem vai ser mais aproveitada na volta, depois de descansar do lufa-lufa de aeroportos, hotéis e ônibus, ao mostrar as fotos e os vídeos para amigos e família.

Não se pode dizer que não foram férias. Nossos viajantes viram coisas novas, foram a lugares desconhecidos, comeram e beberam em mesas diferentes. Só não sabemos quanto realmente puderam participar daquilo que viveram, comover-se, transformar-se por dentro, ter insights – estados de clareza súbita na mente, percepções muito nítidas, flashes de autoconhecimento que acontecem nas boas viagens. Por quê? Porque a viagem foi estressante, ora essa.

Férias existem justamente para acabar com o stress. Mas não é que existem pessoas que são viciadas em stress e não sabem? Acham insuportável a idéia de não fazer nada. "Ser é fazer, não fazer é anular-se", pensam, portanto saem de férias com a agenda lotada, e mais uns trabalhinhos debaixo do braço para não se perderem de si mesmas enquanto descansam. Acabam aproveitando só parte da folga.

Mas o pior problema das férias, muito freqüente, é o abuso de comida, bebida e inércia na praia, na piscina ou em frente à televisão. Cria-se a ilusão de estar relaxando, quando na verdade o que existe é uma sobrecarga física e mental. Em vez de aproveitar o tempo livre para renovar as forças, arranjam-se mais problemas para resolver na volta: parar de beber, emagrecer, ir à academia...

Claro que nada é perfeito. Diante disso, quem sabe uma boa atitude seria termos um pouco de férias diariamente. Assim iríamos experimentando diferentes modos de vadiagem e estaríamos mais preparados ao chegar às férias grandes. Por exemplo:

• Todos os dias ter 10 minutos para não fazer nada. Nada, nada, nada. Só ficar olhando distraidamente, ouvindo distraidamente, sentindo cheiros que aparecem por si.

• Tirar sonecas rápidas a qualquer hora, em qualquer lugar, sem vergonha. Alguns minutos de sono profundo, espontâneo, valem mais do que várias horas a mais no fim da semana.

• Brincar um pouco com crianças, gatos, cachorros – recuperar a criança interior, alegre e sem compromissos. Ter alguma atividade física prazerosa, sexo incluído.

• Cantar com gosto, no chuveiro ou no coral, no trânsito, na janela do apartamento.

• Acordar 10 minutos mais cedo, de manhã, para ficar espreguiçando, bocejando, lembrando sonhos.

• Visitar galerias de arte, interessar-se por pessoas novas em lugares públicos, andar à toa pelo centro da cidade, rever amigos.

. Não levar-se muito a sério. Tirar férias do ego e imaginar-se uma pessoa comum, que deseja apenas ser feliz – como todas as outras.

Temperança

Ando às voltas com a idéia de temperança, palavrinha simpática que tem a mesma raiz de tempero, sem o qual a vida fica muito sem graça. Mas também não pode ter demais. Deu pra perceber a delicadeza da questão? O bacalhau vem salgado, põe-se de molho para tirar o sal, depois se acrescenta um pouco de sal de novo, ele fica ótimo, e aí é que está a arte de temperar.

Temperam-se também coisas incomíveis como o aço, uma liga de ferro e carbono que vai ao fogo até ficar candente e depois é mergulhada em água fria para ganhar sua famosa têmpera.

A mesma coisa se dá com o vidro temperado, duro e difícil de quebrar. Do clima se diz que é temperado quando há nitidez na diferença entre as estações do ano. A música que mais ouvimos nos últimos séculos é produzida no sistema temperado, em que a escala musical tem intervalos bem determinados. E de uma pessoa que dá chiliques por qualquer coisa se diz que é destemperada, ou tem mau temperamento.

Mas meu caso é mesmo com a comida, essa experiência diária de prazer e satisfação que também precisa de tempero, não o dos vidrinhos, mas o da consciência. Por exemplo, para comer só a quantidade adequada à necessidade do momento.

Comer demais é uma das maiores burrices da vida, além de ser também um desperdício: sobrecarrega a digestão, entorpece a mente, engorda, prende ou solta o intestino, vira doença. Às vezes é vício – nem existe propriamente fome, mas uma enorme, imensa, incontrolável vontade de comer. Às vezes é apenas desejo de viver coisas gostosas, como a sensação do chocolate derretendo na boca ou o croc-croc das batatas fritas, uma após a outra, até o pacote acabar. E a indústria de alimentos, ou antialimentos, não tem dó: junta o chocolate com um recheio crocante que só começa a satisfazer depois de se comerem várias unidades – cinco, seis, dez, e por que não a caixinha toda?

Com bebidas o excesso também é fácil. Mesmo sem desejo, nos restaurantes existe um comportamento quase automático de pedir alguma coisa para beber acompanhando a comida. Todos os médicos, nutricionistas e pessoas de bom senso sabem que isso não convém, atrapalha o suco gástrico, dificulta a digestão, mas o garçom chega sorridente perguntando o que se vai beber, e a resposta quase nunca é não. E se é, ele devolve a pergunta muito espantado: Nadinha?!

Em busca de iluminação no assunto, leio o capítulo sobre temperança no *Pequeno tratado das grandes virtudes*, do filósofo contemporâneo André Comte-Sponville (Martins Fontes). Começa bem, dizendo que não se trata de não desfrutar nem de desfrutar o menos possível, já que isso não seria virtude mas tristeza, não temperança mas ascetismo, não moderação mas impotência. Trata-se de desfrutar melhor. "A temperança, que é a moderação nos desejos sensuais, é também a garantia de um desfrutar mais puro ou mais pleno. É um gosto esclarecido, dominado, cultivado." Em vez de escravos, passamos a ser senhores dos nossos prazeres, diz ele. E quem desfruta com liberdade também desfruta a própria liberdade, ao passo que o intemperante é prisioneiro de seus desejos ou hábitos, de sua força ou sua fraqueza.

Cita um grande pensador do século 17, Baruch Spinoza, para quem é próprio dos sábios usar as coisas e ter nisso o maior prazer possível, mas sem chegar ao fastio, o que não é mais ter prazer. E coloca a temperança como um meio para a independência, assim como esta é um meio para a felicidade: "Ser temperante é poder contentar-se com pouco. Mas não é o pouco que importa: é o poder, e é o contentamento."

Aprendo que o insaciável não é o corpo. A falta de limites nos desejos é que nos condena à insatisfação, à falta, à infelicidade, como uma doença da imaginação. "Se tivermos sonhos maiores que a barriga, vamos censurá-la absurdamente pela sua pequenez." Enquanto isso, os sábios estabelecem limites.

Fica então a proposta na minha cabeça: conjugar dieta e liberdade, bons hábitos e grandes prazeres, o útil e o agradável. Limites para tudo quanto mais desejo. Como diziam os antigos: do bom, pouco.

Receitas

Fondue de inhame

É assim: você lava e cozinha os inhames, com casca e tudo, calculando dois a quatro por pessoa.

Quando estiverem macios (espete com um garfo para sentir), leve à mesa, onde já estarão à espera vários potinhos de molho: azeite com shoyu e orégano, cebola no molho de shoyu, pasta de alho com manteiga, mango chutney, rabanetes com azeitonas temperadas, manjericão socado com azeite e alho, iogurte com hortelã e páprica picante e outros que você inventar.

Para acompanhar isso tudo, uma bela salada crua: alface, rúcula, tomatinho, rabanete, cenoura ralada, brotos.

As pessoas vão tirando os inhames das cascas – é só partir no meio que elas soltam com a maior facilidade – e comem com um pouquinho de cada molho.

Os molhos

Azeite com shoyu, limão e orégano: para cada colher de sopa de azeite, 1/2 de shoyu, 1/2 de limão e 1 colher (café) de orégano.

Cebola no molho de shoyu: basta picar a cebola, cobrir com shoyu e deixar uma noite.

Pasta de alho com manteiga: socar ou espremer vários dentes de alho e misturar bem com outro tanto de manteiga.

Mango chutney: é uma pasta de manga com gengibre, pimenta e outras especiarias, que geralmente se compra pronta.

Rabanetes com azeitonas pretas temperadas: fatiar fininho os rabanetes, descaroçar as azeitonas e misturar bem, acrescentando salsinha e cebolinha.

Pesto à moda da casa: retirar os talos de um maço de manjericão e socar as folhas no pilão com um pouco de alho, sal e azeite; incrementar, se for este o desejo, com amêndoas ou castanhas-de-caju picadinhas; pode fazer no liquidificador, mas o sabor não fica tão bom.

Coalhada com hortelã e páprica picante: misturar 100 ml de coalhada, duas colheradas de folhas de hortelã e 1 colher (café) de páprica picante.

Iogurte com cúrcuma, curry, azeite e shoyu: 100ml de iogurte natural, 1 colher (chá) de cúrcuma em pó (açafrão-da-terra), 1 colher (chá) de curry em pó, 1 colher (sopa) de azeite extra virgem e 1 colher (sopa) de shoyu.

Batata-doce ao curry

Embrulhe algumas batatas-doces em papel laminado e asse no forno médio por uns 40 minutos. Abra, descasque, corte em pedaços e ponha por cima um molho generoso de iogurte com cúrcuma, curry, azeite e shoyu. Não só é delicioso como rende assunto, porque fica difícil adivinhar o principal ingrediente.

Vantagem da batata-doce: suas características químicas fazem com que libere mais lentamente os carboidratos que em nós vão virar glicose.

Macarrão com molho de melancia

Macarrão, só tem dois jeitos de errar: cozinhando de menos e cozinhando demais. Demais, é ruim para a barriga, porque fermenta. De menos, fica com aquele gosto de farinha. Para não errar, siga direitinho as instruções do fabricante e reze.

Molho de melancia: primeiro refogue em azeite uma cebola picadinha até ela ficar transparente, mexendo a panela com colher de pau; junte dois ou três copos de suco de melancia ao refogado, ponha um pouquinho de sal, pimenta-do-reino e cheiro-verde picadinho; deixe ferver em fogo baixo até reduzir.

A vantagem do macarrão é que, se o molho não ficar bom, uma colher de manteiga e um pouco de queijo ralado por cima resolvem a questão – e a consciência alimentar se segura na salada, que, portanto, é bom providenciar!

Numa panela só

O estilo simples de cozinhar pode ter muitas variáveis. Minha sobrinha Sílvia morou em Israel, num estúdio onde só podia usar uma panela elétrica. Saía de manhã para a universidade e a panela ficava lá, cozinhando devagarinho, um *mix* de arroz integral, lentilha, cenoura, repolho e pimentão, digamos. Quando ela voltava, à tarde, a comida estava pronta, quentinha, era só picar cheiro-verde por cima. Nas outras refeições ela comia frutas frescas e secas, saladas cruas, castanhas, pão, queijo (e chocolate, que ninguém é de ferro).

Esse tipo de mistura deve procurar harmonia de cores e variedade: um cereal, um tipo de feijão, uma raiz, um fruto e um tipo de folha. Poderia ser, por exemplo, painço, grão-de-bico, rabanete, abóbora e acelga.

A panela elétrica é conhecida nos Estados Unidos como *slow cooker* ou *crockpot*, custa barato e serve também para fazer receitas com carne e frango.

Alimentos vivos

Tudo acontece a partir de um punhadinho de grãos e sementes (de alfafa, trevo, lentilha, feijão, trigo, girassol, nirá e muitas outras) que você põe num vidro, deixa de molho uma noite, de manhã escorre; tampa a boca do vidro com um pedaço de filó ou gaze e prende com um elástico; e deixa de boca para baixo num canto do escorredor de pratos, que as sementes vão germinar. Molha e escorre uma vez de manhã, uma vez à noite. Quando começarem a sair os brotinhos é só misturar na salada, na fruta ou no suco e mandar pra dentro: consta que são os alimentos mais energizantes que há. Comida do futuro. Os preguiçosos dizem amém.

Receita de curry em pó

2 colheres (sopa) de sementes de coentro, 1 de cominho, 1 de cardamomo, 1 de cúrcuma (açafrão-da-terra), 2 colheres (chá) de páprica doce ou picante, 1 de canela, 1 de cravo. Moer bem fino, misturar e guardar em vidro tampado.

Cúrcuma

Seu apelido, "açafrão-da-terra", se deve à semelhança da cúrcuma com os caríssimos estigmas da flor de açafrão, *Crocus sativus*, que dão um inigualável aroma e a mesma cor amarela aos pratos com eles preparados na Espanha, na Índia, no Irã. Cento e cinqüenta mil flores são necessárias para produzir um quilo de estigmas de açafrão – minúsculos filamentos que, dentro da flor, recolhem o pólen. Já a cúrcuma, *Curcuma longa*, é irmã do gengibre: fora da terra dá folha e flor, dentro guarda em segredo uns dedinhos tortos, meio marrons por fora e amarelíssimos por dentro, que se pode usar frescos no inverno, secos o ano inteiro.

Frescos: ralar, espremer, juntar o caldo no tempero do camarão, do peixe, do frango, do arroz ou dos legumes na hora de refogar. Secos, tem que moer.

Salada de tudo

Escove bem (sem descascar) um pouco de beterraba, cenoura, abóbora japonesa, abobrinha, aipo (salsão), nabo, rabanete e funcho, depois descasque uma cebola, um dente de alho e um inhame. Rale tudo na parte do ralador que forma fios, misture e tempere imediatamente com azeite, limão, sal e erva-doce. Junte umas folhas verdes rasgadas. Aqui em casa se chama "salada de tudo", e faz o maior sucesso.

Doce de banana

Bananas pra lá de maduras, a casca ficando preta? Simples e fácil: descascar, cortar as pontas e colocar sem mais cuidados na panela de pedra com uma pitada de sal. Tampar e acender um fogo bem baixo, para que o calor aos poucos vá fazendo as bananas suarem. Tanto que o suor vira calda, o esqueleto da banana aparece, a calda concentrada se reincorpora na forma da banana; e quando o cheiro estiver escandalosamente doce, o doce está pronto.

Doce de maçã

Com maçãs se faz um doce fino, delicado, em pedaços ou purê. O trabalho é só descascar e tirar o miolo, depois colocar na panela de pressão com um dedo de água no fundo, mais a famosa pitadinha de sal. E cravo, canela, cardamomo ou outra especiaria, se quiser. Assim que a panela chiar, o fogo deve ser reduzido ao mínimo, quase apagando, e o fenômeno se repete: a maçã vai suar, virar calda, reinventar-se maçã, ficar muito doce. Outro jeito bom é assar maçãs inteiras no forno, dentro de um pirex tampado, para servir quentes numa noite de frio. Com uma caldinha de chocolate meio amargo, talvez, e umas amêndoas... Ou um recheio de tahine e mel em lugar do miolo...

Doce de figo da Marita

Minha prima Marita explicou a receita: primeiro lavar bem os figos maduros, escovando bastante para tirar todo aquele veneninho que gruda na casca – o que praticamente tira a casca. Depois colocar todos bem apertadinhos numa panela grossa, de cabinho para cima, no fogo mais baixo possível. E deixar. Só pingar água se sentir que estão pegando no fundo. Mas como podem ser tão deliciosos?

Bolo molhado

Tostar levemente um copo de arroz integral na frigideira, bater no liquidificador aos poucos, peneirar para obter uma farinha fina, bater de novo o que sobrou até acabar. Colocar uma ou mais compotas de frutas numa vasilha média de louça refratária ou pirex, com bastante calda. Temperar a gosto com especiarias como gengibre, canela, cravo, cardamomo, noz-moscada, raspa de limão, pedacinhos de ameixa seca, damasco, uvas-passas. Misturar a farinha. Deixar descansando uma hora ou mais, para a farinha inchar. Se a mistura ainda estiver aguada, colocar mais farinha. Depois é só cobrir com folha de alumínio e levar ao forno médio durante uma hora, para secar.

Sopa de cabeça de peixe

É comum usar a cabeça de peixe para fazer pirão, mas o que Marta Pires Ferreira faz é uma sopa, que depois vira gelatina, da qual todo dia ela pega algumas colheradas, mistura com um legume já cozido – inhame, batata –, põe um fio de azeite extra virgem por cima e às vezes come com pão, com um vinhozinho...

Primeiro ela lava bem a cabeça do peixe, que pode ser badejo, namorado ou salmão, só tem que estar muito fresca. Cozinha com água, limão e temperos por meia hora. Sal, nunca: às vezes shoyu, na hora de comer.

Dispensa os olhos e tira com paciência todos os ossinhos, que ainda lava bem com água filtrada para aproveitar tudo. A carne, bem como a água dos ossinhos, volta para o caldo – que às vezes leva alho e cebola, às vezes só muito alho, bastante salsa e cebolinha, freqüentemente alecrim.

Alecrim na cachaça

"Alecrim é muito bom para a memória porque ajuda a circulação no cérebro", diz Marta. E ensina: encher 1/3 de um vidro com as folhinhas, completar com uma cachaça boa, deixar curtir um mês em lugar escuro, coar e ir tomando gotinhas na água. Mas também se pode tomar alecrim como chá.

Aïgo boulido (alho fervido)

Aïgo boulido suavo lo vito: alho fervido salva a vida. Faz-se assim: um litro de água fervendo, seis dentes de alho amassados, meia colherinha de sal. Ferver durante 10 minutos e, já apagando o fogo, juntar um raminho de sálvia fresca, outro de tomilho e 1/4 de folha de louro. Tampar, deixar em infusão por 10 minutos, remover as folhas. Então misturar um pouquinho do caldo com uma gema de ovo e devolver à panela, mexendo sempre. Servir em pratos onde tenham sido colocadas fatias de pão, rústico ou integral, regadas com azeite de oliva. Dá para quatro pessoas esgotadas.

Alho assado

Pegue tantas cabeças de alho quantas forem as pessoas à mesa, tire apenas a primeira casca e, com uma faca afiada, corte-lhes o topo. Arrume num pirex, regue cada uma com duas colheres de sopa de azeite e jogue um nadinha de sal. Cubra o pirex com papel laminado e asse em forno médio durante meia hora, remova o papel e deixe mais meia hora. Sirva quente para acompanhar qualquer prato: a farra é extrair o creme de alho, dente a dente.

Tintura de alho

Os poderes do alho também podem ser aproveitados de outras formas. Por exemplo, em tintura: encha 1/3 de um vidro âmbar com dentes de alho fresco, de preferência orgânico, com casca e tudo, e complete com álcool de cereais. Tampe e deixe num lugarzinho escuro durante no mínimo 10 dias, e depois use o álcool externamente em coceiras e outras afecções cutâneas. Óleo de alho serve para o mesmo fim, basta furar uma cápsula dessas que se vendem em farmácia e espremer no local.

Alho no mel

Também se usa macerar o alho no mel, fazendo como se fez com o álcool, para depois tomar às colheradas quando houver tosse, gripe ou resfriado encostando. Ou já rolando.

Gersal

1 colher (chá) de sal marinho, 16 colheres (chá) de gergelim: aquecer ligeiramente na frigideira, em fogo baixo, mexendo sempre, até as sementes começarem a pipocar; tirar do fogo e socar num pilão, *suribachi* (pilão estriado japonês), moedor de café ou semelhante; guardar em vidro tampado, em lugar fresco ou geladeira.

Arroz integral

A leitora Solange faz arroz integral numa panela elétrica japonesa automática, que desliga sozinha quando o arroz está pronto. Coloca 50% mais água do que para o arroz branco, fatias de gengibre e uma colherinha de sal para conservar os minerais; come com gersal e salsa picada.

Frutas & cravos

Espetar cravos-da-índia em maçãs, peras, pêssegos, bananas, tudo com casca; cozinhar abafadinho, com o fogo bem baixo, quase sem água, em panela grossa tampada.

Missoshiro

Para tomar antes de comer: ferver uma cebola, um alho-poró ou qualquer outro vegetal, desmanchar o missô e acrescentar cebolinha verde. É ótimo para os intestinos e dá muita energia no frio.

Cheiro-verde temperado: tem salsa e cebolinha frescas em casa? Experimente cortar miúdo, mais salsa do que cebolinha, somente a parte verde; tempere com azeite de oliva extra virgem, uma pitada de sal e gotas de limão; guarde tampado na geladeira, melhor num pote escuro. Dura até uma semana, e você põe um pouco em sua comida ou recheia seu sanduíche na hora em que bem entender. São folhinhas gostosas que nutrem o sangue, limpam o tubo digestivo, regulam a acidez, combatem micróbios e mais...

Cogumelos shiitake com cebolinha verde: corte fora os talos dos cogumelos frescos, lave e enxugue se for necessário e refogue em pouco azeite, ou óleo de gergelim, um minuto de um lado, um minuto do outro, mais um minuto num molho com partes iguais de shoyu, água e vinho branco ou saquê doce. Retire os cogumelos, coloque no molho a cebolinha verde, cortada em pedaços grandes e incluindo a parte branca; deixe ferver uns minutos. Arrume os cogumelos no sanduíche e ponha a cebolinha com molho por cima.

Purê de abóbora com verdinhos frescos: a melhor abóbora para isso é a japonesa. Basta cozinhar – com casca – e amassar com o garfo, para depois temperar com azeite, limão e sal e completar com salsa e cebolinha picadas, ou outras folhinhas como manjericão ou hortelã. É meio doce, mas é salgadinho também. E a casca, sem os crocotós que às vezes tem, é muito saborosa e de textura interessante.

Mexicano (feijão-preto, pimentão, tomate, azeite, coentro): sobrou feijão? Amassar no garfo, misturar com pedacinhos de pimentão e tomate, coentro picado, azeite e uma pimentinha para dar um clima. Pode substituir por qualquer tipo de feijão, lentilha, grão-de-bico.

Mediterrâneo (folhas diversas, tomatinhos, azeitonas, rabanetes e molho): rasgue as folhas em pedaços pequenos, abra os tomatinhos e retire as sementes, corte os rabanetes em rodelas, descaroce as azeitonas e misture. Junte salsa e cebolinha picadas. Tempere com azeite extra virgem, alho bem socado, um toque de mostarda, sal e limão ou vinagre (balsâmico, de vinho, de maçã, de arroz).

Maionese de cenoura: cozinhe duas cenouras médias em pouca água, ou no vapor, pique e bata no liquidificador com uma colher de azeite, um dentinho de alho, uma pitada de sal e outra de noz-moscada. Ela substitui bem a maionese convencional e funciona sozinha como recheio. Também é uma delícia como molho de macarrão e de salada, e dura bastante na geladeira. Combina muito com o cheiro-verde temperado, você vai ver...

Coco verde, coco seco

Vale ralar o coco seco e misturar na salada, no arroz já cozido, no mingau, levar à mesa em potinhos para cada um fazer o que bem entender. Quer encantar as crianças? Corte em rodelas algumas bananas maduras e passe no coco ralado, para pegar com palitos.

Tirar leite de coco é fácil: para um coco descascado e cortado em pedaços (a película marrom pode ficar), ferva meio litro de água e bata junto com o coco no liquidificador; coe num pano de fralda, espremendo bem. Acrescente então ao ensopado de peixe, ao feijão, aos inhames cozidos – tudo o que é bom fica melhor com leite de coco. Até café com leite. De coco.

Sopa de abóbora com leite de coco e gengibre

No Vegetariano Social Club, gostoso restaurante carioca, a chef Thina Izidoro inventou a sopa de abóbora com leite de coco e gengibre. A própria água em que você cozinha a abóbora (de preferência *hokaido*, japonesa) vai ao liquidificador com o coco para extrair o leite, que depois será batido no mesmo liquidificador com os pedaços de abóbora. Quanto? Aproximadamente um quilo de abóbora para meio coco médio. Aí você leva ao fogo novamente mas não deixa ferver; junta uma colher de chá de sal e duas colheres de sopa de gengibre ralado e espremido; serve com folhinhas frescas de manjericão por cima.

INFORMAÇÕES SOBRE OS PRÓXIMOS LANÇAMENTOS

Para receber informações sobre os lançamentos da EDITORA SEXTANTE, basta cadastrar-se diretamente no site www.sextante.com.br

Para saber mais sobre nossos títulos e autores, e enviar seus comentários sobre este livro, visite o nosso site www.sextante.com.br ou mande um e-mail para atendimento@esextante.com.br

EDITORA SEXTANTE
Rua Voluntários da Pátria, 45 / 1.404 – Botafogo
Rio de Janeiro – RJ – 22270-000 – Brasil
Telefone (21) 2286-9944 - Fax (21) 2286-9244
E-mail: atendimento@esextante.com.br